景岳全书系列之六

小儿则

明·张景岳 著

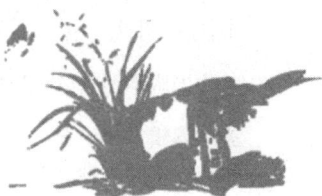

中国健康传媒集团

中国医药科技出版社

内容提要

本书为《景岳全书》卷四十至四十五，本书论述小儿常见病如惊风、吐泻、盗汗及麻疹、痘疮、斑疹的诊治、转归和护理等，还提出了小儿"脏气清灵，随拨随应"的生理特点。适合中医儿科从业者、中医理论研究者及中医爱好者参考学习。

图书在版编目（CIP）数据

小儿则／（明）张景岳著 . —北京：中国医药科技出版社，2017.9

（景岳全书系列）

ISBN 978 - 7 - 5067 - 9492 - 3

Ⅰ . ①小… Ⅱ . ①张… Ⅲ . ①中医儿科学—中医临床—中国—明代 Ⅳ . ①R272

中国版本图书馆 CIP 数据核字（2017）第 197585 号

美术编辑	陈君杞
版式设计	麦和文化

出版	中国健康传媒集团｜中国医药科技出版社
地址	北京市海淀区文慧园北路甲 22 号
邮编	100082
电话	发行：010 - 62227427 邮购：010 - 62236938
网址	www. cmstp. com
规格	880×1230mm $\frac{1}{32}$
印张	6 $\frac{1}{4}$
字数	122 千字
版次	2017 年 9 月第 1 版
印次	2023 年 4 月第 2 次印刷
印刷	三河市百盛印装有限公司
经销	全国各地新华书店
书号	ISBN 978 - 7 - 5067 - 9492 - 3
定价	19.00 元

景岳全书系列
编 委 会

出版者的话

　　《景岳全书》为明代著名医家张景岳所著，成书于1640年，共64卷。本次整理为了便于读者检阅，特将全书分为9个分册，原卷一至卷六合为《传忠录》，论阴阳六气；卷四至卷六合为《脉神章》，论诸家脉法精要；卷七与卷八合为《伤寒典》，论四时外感证治；卷九至卷三十七合为《杂证谟》，详论杂证；卷三十八至三十九合为《妇人规》，论女子经带孕胎产之病；卷四十至四十五合为《小儿则》，论述小儿常见病及痘疹之病的证治；卷四十六至四十七合为《外科钤》，论述外科病的治则、治法与方药；卷四十八至四十九《本草正》，载常用药300种，详述其性味、功效、禁忌等；卷五十至卷六十四合为《八阵方》，依次为新方八阵、古方八阵、妇人方、小儿方、痘疹方及外科方。

　　张景岳（1563～1640），字会卿，名介宾，别号通一子，明代著名医家。因其善用熟地，又被称为"张熟地"，其为古代中医温补学派的代表人物，被称为"医中杰士""仲景之后，千古一人"。著有《类经》《类经附翼》《景岳全书》《质疑录》等书。

本次整理，以岳峙楼本为底本，以四库本为校本。若底本与校本有文字互异处，则择善而从。具体原则如下。

1. 全书加用标点符号，采用简体横排。底本中繁体字、异体字径改为简化字，古字以今字律齐，方位词右、左改为上、下。

2. 凡底本、校本中明显的错字、讹字、避讳字，或笔画略有舛误，经核实无误后予以径改，不再出注。

3. 凡底本、校本不一致的情况，据文义酌情理校。

4. 书中中医专用名词规范为目前通用名称。如"龟板"改为"龟甲"，"杏人"改为"杏仁"，"栝楼"改为"瓜蒌"等。

5. 凡入药成分涉及国家禁猎和保护动物的（如犀角、虎骨等），为保持古籍原貌，原则上不改。但在临床运用时，应使用相关的代用品。

恐书中难免有疏漏之处，敬祈同仁惠予教正，是为至盼。

中国医药科技出版社

2017 年 7 月

序 一

　　人情莫不欲寿，恒讳疾而忌医，孰知延寿之方，非药石不为功；得病之由，多半服食不审，致庸医之误人，曰药之不如其勿药，是由因噎废食也。原夫天地生物，以好生为心，草木、金石、飞潜、溲渤之类，皆可已病，听其人之自取。古之圣人，又以天地之心为己心，著为《素问》《难经》，定为君臣佐使方旨，待其人善用之。用之善，出为良医，药石方旨，惟吾所使，寿夭荣谢之数，自我操之，如执左券，皆稽古之力也。庸医反是，执古方，泥古法，罔然不知病所自起，为表、为里，为虚、为实，一旦杀人，不知自反，反归咎于食忌，洗其耻于方册，此不善学者之过也。故曰：肱三折而成良医，言有所试也。不三世不服其药，言有所受之也。假试之知而不行，受之传而不习，己先病矣，己之不暇，何暇于己人之病？是无怪乎忌医者之纷纷也。

　　越人张景岳，豪杰士也。先世以军功起家，食禄千户，世袭指挥使。结发读书，不呫呫章句。初学万人敌，得鱼腹八阵不传之秘，仗策游侠，往来燕冀间，慨然有封狼胥、勒燕然之想，榆林、碣石、凤城、鸭江，足迹几遍。投笔弃繻，绝塞失其天险；谈兵说剑，壮士逊其颜色。所遇数奇，未尝浼首求合也。由是落落难偶，浩歌归里，肆力于轩岐之学，以养其亲。遇有危证，世医拱手，得其一匕，翟然起矣。常出其平生之技，著为医学全书，凡六十有四卷。语其徒曰：医之用药，犹用兵也。治病如治寇攘，知寇所在，精兵攻之，兵不血刃矣。故所著书，仿佛八阵遗意。古方，经也；新方，权也。经权互用，天下无难事矣。书既成，限于赀，未及流传而殁，遗草属诸外孙林君曰蔚。蔚载与南游，初见赏于方伯鲁公，捐赀付梓。板成北去，得其书者，视为肘后之珍，世罕见之。余生平颇好稽古，犹专意于养生家言，是书诚养生之秘笈也。惜其流传不广，出俸翻刻，公诸宇内。善读其书者，庶免庸医误人之咎，讳疾忌医者，毋因噎而废食也可。

时康熙五十年岁次辛卯孟春两广运使
瀛海贾棠题于羊城官舍之退思堂

序 二

我皇上御极五十年，惠政频施，仁风洋溢，民尽雍熙，物无夭札，故无借于《灵枢》《素问》之书，而后臻斯于寿域也。虽然，先文正公有言：不为良相，当为良医。乃知有圣君不可无良相，而良医之权又于良相等，医之一道，又岂可忽乎哉！自轩辕、岐伯而下，代有奇人，惟长沙张仲景为最著。厥后，或刘、或李、或朱，并能以良医名，然其得力处，不能不各循一己之见，犹儒者尊陆、尊朱，异同之论，纷纷莫一。

越人张景岳，盖医而良者也。天分既高，师古复细，是能融会百家，而贯通乎诸子者。名其书曰"全"，其自负亦可知矣。他不具论，观其逆数一篇，逆者得阳，顺者得阴，降以升为主，此开阴阳之秘，盖医而仙者也。世有以仙为医，而尚不得谓之良哉？而或者曰：医，生道也；兵，杀机也。医以阵名，毋乃不伦乎？不知元气盛而外邪不能攻，亦犹壁垒固而侵劫不能犯也。况兵之虚实成败，其机在于俄顷；而医之寒热攻补，其差不容于毫发。孰谓医与兵之不相通哉？若将不得人，是以兵与敌也；医不得人，

1

是以人试药也，此又景岳以"阵"名篇之微意也。

是书为谦庵鲁方伯任粤时所刻，纸贵五都，求者不易。转运使贾君，明于顺逆之道，精于升降之理，济世情殷，重登梨枣。余于庚寅孟冬，奉天子命，带星就道，未获观其告竣。阅两月，贾君以札见示，《景岳全书》重刻已成，命余作序。余虽不敏，然以先文正公良医良相之意广之，安知昔日之张君足为良医，而异日之贾君不为良相，以佐我皇上万寿无疆之历服耶？故为数语以弁卷首。

闽浙制使沈阳范时崇撰

序 三

　　天地之道，不过曰阴与阳，二气之相宣，而万物于以发育。人固一物耳，皆秉是气以生，赋以成形，不能无所疵疠，而况物情之相感，物欲之相攻，此疾疢之所由兴，往往至于夭札而莫之拯。有古圣人者起，为斯民忧，调健顺之所宜，酌刚柔之所济，分疏暑寒燥湿之治理，而著之为经，至今读《灵枢》《素问》诸篇，未尝不叹圣人之卫民生者远也。及览《汉史·方技传》，若仓公、扁鹊之流，多传其治疾之神奇而其方不著。洎仲景、立斋、丹溪、东垣辈出，多探其精微，勒为成书，以嬗后世及诸家踵接，各祖所传，同途异趋，且致抵牾，即有高识之士，览之茫无津涯，欲求其会归，卒未易得也。越人张景岳者，少负经世才，晚专于医，能决诸家之旨要，乃著集六十有四卷，以集斯道之大成。其甥林汝晖携之至岭外，为鲁谦庵方伯所赏识，始为之梓行，凡言医之家，莫不奉为法守。后其板浸失，贾青南都运复刊之，寻挟以北归，其行未广。余族子礼南客粤，以其才鸣于时，而尚义强仁，有古烈士之概。慨是书之不广暨也，毅然倡其同志诸君，醵金以授梓人，

1

镂板摹发。会余奉命典试，事竟，礼南从余游，出其书视余，请为弁首。余读其集分八阵，阵列诸科，科次以方，方征诸治，其义简，其法该，其功用正而神，是为百氏之正轨，而其究盈虚之理数，析顺逆之经权，则又与大《易》相参，而阴阳之道备是矣。学者苟得其体用，随宜而措施，则足以利济群黎，可无夭札之患。且今圣天子方臻仁寿，保合太和，至泽之涵濡，使天下咸登寿域。更得是书而广其术，行之四方，其于天地生物之心，圣人仁民之化，赞襄补益，厥用良多，而礼南诸君乐善之功，亦将与是集共传不朽。

癸巳科广东典试正主考翰林院编修查嗣瑮撰

全书纪略

  先外祖张景岳公，名介宾，字会卿。先世居四川绵竹县，明初以军功世授绍兴卫指挥，卜室郡城会稽之东。生颖异，读书不屑章句，韬钤轩岐之学，尤所淹贯。壮岁游燕冀间，从戎幕府，出榆关，履碣石，经凤城，渡鸭绿，居数年无所就，亲益老，家益贫，翻然而归。功名壮志，消磨殆尽，尽弃所学而肆力于轩岐，探隐研神，医日进，名日彰，时人比之仲景、东垣云。苦志编辑《内经》，穷年缕析，汇成《类经》若干卷问世，世奉为金匮玉函者久矣。《全书》者，博采前人之精义，考验心得之玄微，以自成一家之书。首传忠录，统论阴阳六气、先贤可否，凡三卷；次脉神章，择诸家珍要精髓，以测病情，凡三卷；著伤寒为典，杂证为谟，妇人为规，小儿为则，痘疹为诠，外科为钤，凡四十一卷；采药味三百种，人参、附子、熟地、大黄为药中四维，更推参、地为良相，黄、附为良将，凡二卷；创药方，分八阵，曰补，曰和，曰寒，曰热，曰固，曰因，曰攻，曰散，名新方八阵，凡二卷；集古方，分八阵，名古方八阵，凡八卷；别辑妇人、小儿、痘疹、外科方，总皆出入古方八阵以神其用，凡四卷，共六十四卷，名《景

1

岳全书》。是书也，继往开来，功岂小补哉！以兵法部署方略者，古人用药如用兵也。或云：公生平善韬钤，不得遂其幼学壮行之志，而寓意于医，以发泄其五花八门之奇。余曰：此盖有天焉，特老其才，救世而接医统之精传，造物之意，夫岂其微欤？是编成于晚年，力不能梓，授先君，先君复授日蔚。余何人斯，而能继先人之遗志哉？岁庚辰，携走粤东，告方伯鲁公。公曰：此济世慈航也！天下之宝，当与天下共之。捐俸付剞劂，阅数月工竣。不肖得慰藉先人，以慰先外祖于九原，先外祖可不朽矣。

外孙林日蔚跋

目录

总 论

小儿之病，古人谓之哑科，以其言语不能通，病情不易测。故曰：宁治十男子，莫治一妇人；宁治十妇人，莫治一小儿。此甚言小儿之难也。然以余较之，则三者之中，又为小儿为最易。何以见之？盖小儿之病，非外感风寒，则内伤饮食，以至惊风吐泻，及寒热疳痫之类，不过数种，且其脏气清灵，随拨随应，但能确得其本而撮取之，则一药可愈，非若男妇损伤，积痼痴顽者之比，余故谓其易也。第人谓其难，谓其难辨也；余谓其易，谓其易治也。设或辨之不真，则诚然难矣。然辨之法，亦不过辨其表里寒热虚实，六者洞然，又何难治之有？故凡外感者，必有表证而无里证，如发热头痛、拘急无汗，或因风搐搦之类是也；内伤者，只有里证而无表证，如吐泻腹痛、胀满惊疳、积聚之类是也；热者必有热证，如热渴躁烦、秘结痈疡之类是也；寒者必有寒证，如清冷吐泻、无热无烦、恶心喜热者是也。凡此四者，即表里寒热之证，极易辨也。然于四者之中，尤惟虚实二字最为紧要。盖有形色之虚实，有声音之虚实，有脉息之虚实，如体质强盛与柔弱者有异也，形色红赤与青白者有异也，声音雄壮与短怯者有异也，脉息滑实与虚细者有异也；故必内察其脉候，外观其形气，中审其病情，参此数者而精察之，又何虚实之难辨哉？必其果有实邪，果有火证，则不得不为治标。然治标之法，宜精简轻锐，适当其可，及病则已，毫毋犯其正气，斯为高手。但见虚象，便不可妄行攻击，任意消耗。若见之不真，不可谓姑去其邪，谅亦无害，不知小儿以柔嫩之体，气血未坚，脏腑甚脆，略受伤残，萎谢极易，一剂之谬尚不能堪，而况其甚乎？矧以方生之气，不思培植而但知剥削，近则为目下之害，远则遗终身之羸，良可叹也！凡此者，实求本之道，诚幼科最要之肯綮，虽言之若无奇异，而何知者之茫然也？故余于篇端，首以为言。然非有冥冥之见者，固不足以语此，此其所以不易也。

阴阳应象大论曰：善诊者，察色按脉，先别阴阳。审清浊而知部分，视喘息、听声音而知所苦，观权衡规矩而知病所主。按：此论虽通言诊法之要，然尤于小儿为最切也。

初诞法 二

小儿初生，饮食未开，胃气未动，是诚清虚之腑，此时开口调燮，极须得宜。保婴诸书皆云：分娩之时，口含血块，啼声一出，随即咽下，而毒伏于命门，因致他日发为惊风、发热、痘疹等证。此说固似有理，然婴儿通体无非血气所结，而此亦血气之余，何以毒遽如是？即使咽之，亦必从便而出，何以独留为害？无足凭也。惟是形体初成，固当为之清除。其法于未啼时，用软帛裹指，挖去口中之血，乃用后法，并拭去口中秽恶，以清脏腑。此亦初诞之要法，不可无也。

开口法：凡小儿初诞，宜以甘草细切少许，用沸汤泡汁，以淡为妙，不宜太甜；乃用软帛蘸汁，遍拭口中，去其秽浊。

随用胡桃肉去皮嚼极烂,以稀绢或薄纱包如小枣,纳儿口中,使吮其汁,非独和中,且能养脏,最佳法也。若母气素寒,小儿清弱者,只以淡姜汤拭口,最能去胃寒、通神明,并可免吐泻之患。此法最妙,人所未知也。拭后仍用核桃法如前。一法以牛黄半分,同朱砂研匀,蜜调如前,与吮为佳,极能辟痰邪、去秽恶、除热安神。然必母气多热、小儿肥盛者可用,清弱者不宜用。一、古法拭口多有用黄连者,不知黄连大寒大苦,而小儿以胃气为主,安得初生即可以苦劣之气相犯,致损胃气,则他日变呕变泻,由此而起矣,大非所宜。一、古法多用朱砂开口者,按陈文中曰:小儿初生,便服朱砂、轻粉、白蜜、黄连,本欲下胎毒,不知此皆伤脾败阳之药;轻粉下痰损心,朱砂下涎损神。儿实者服之软弱,弱者服之易伤,反致变生诸病,是固不可不察也。

护养法 三 出《保婴撮要》

巢氏曰:小儿初生,肌肤未实,宜用旧絮护其背,不可太暖,更宜数见风日,则血气刚强,肌肉致密;若藏于重帏密室,或厚衣过暖,则筋骨软脆,不任风寒,多易致病。衣服当随寒热加减,但令背暖为佳,亦勿令出汗,恐表虚风邪易伤。乳哺亦不宜过饱,陈氏所谓忍三分寒,吃七分饱,频揉肚,少洗澡,要肚暖头凉心胸凉,皆至论也。又须令乳母预慎六淫七情、厚味炙煿,则乳汁清宁,儿不致疾。否则阴阳偏胜,血气沸腾,乳汁败坏,必生诸病。若屡用药饵,则脏腑阴损,多变败证，可不慎欤？大抵保婴之法，未病则调和乳母，既病则审治婴儿，亦必兼治其母为善。

小儿饮食有任意偏好者，无不致病，所谓爽口味多终作疾也，极宜慎之。尝见王隐君曰：余幼时酷嗜甘饴，忽一日见饴中有蚯蚓伸头而出，自此不敢食饴，至长始知长上为之。此可为节戒之妙法。

初生儿看病法 四

初生儿以手捻其头，摸其颐颔，不作声者为无病。总有病，以手指探其口，虽发声而从容呃指者其病轻；若即发声不呃指而色或青红兼紫者，此落地受寒之甚也，其病重，须急辨其形色虚实而治之。若牙关紧闭不纳乳，或硬而不软，其病极重也，此惊邪入足太阳经及足阳明经而然，须急治之，庶可平复。

初生儿肥胖色嫩，日觉好看者，此其根本不坚，甚非佳兆，且亦最易感邪。凡邪入腑者，近在第二三日见之，其证吐乳、夜啼发哭、腹鸣，皆胎惊之证，然犹浅而易治。若邪之入脏者，远在六七日见之，此脐风、噤风、撮口风之候，其病深而难医。若大声口噤、舌大痰壅者，不治。盖五六日间病传心肺脾三经也，此风气甚盛而无所泄，故形见于喉口牙关声音也。其面额青紫黑色者不治，爪甲青黑者不治，脐青黑者亦不治。凡父母肥者不可生肥儿，父母瘦者亦不可生肥儿。生而肥胖，必当以药敛之，使其肥肉坚实，面转微黄之色则吉，不然则凶。生儿怯弱，必须以药扶助之。若七日之内，肌肉顿肥，则必病矣。过此以往渐肥者，不足虑也。治肥之法，宜清痰湿、解胎毒，预防其风气，亦不可过用峻厉以伤脾气。又当看小儿元气厚薄，厚者十无一失，薄者十无一生。然其中有死者，有不死者，则以病之所生，有真伪也。凡怯弱者，宜专培脾肾为主。

看小儿寿夭法 五

看小儿法，以听声为先，察色为次。凡声音清亮者生，有回音者生；涩者病，散而无出声者不寿。忽然大声而无病者，须细看其身，恐有疮毒，即须治之。脐带中无血者生，脐带银白色者生；短带紫胀者，于断带之后捻去紫血，可保无虞。额皮宽者寿，卵缝通达黑色者寿，初生下如水泡之状者险。面转微黄之色者吉。生下粉白花色者，必主脐风而死。生下皮宽肉瘦，五六日顿肥者，亦必有脐风之患。生下皮肉不光者死。泣不出声音死。泣而无泪者死。舌如猪肝者死。口角上有紫色如虾须者死。发粗长者生，细软不放者死。阴物不起者死。阴囊不收者死，白者死，赤者死。无粪门者死。臀肉不生者死。股肉不生者不寿。面无彩色者夭。脐带短大紫色者夭。生下浑身银白色者夭。生下有齿者大凶，致伤父母，不然必伤自身。生下未裹即撒溺者，杀父母，荡家财，在世一生劳苦。

脉 法 六

凡小儿形体既具，经脉已全，所以初脱胞胎，便有脉息可辨，故通评虚实论曰：乳子病热，脉悬小者，手足温则生，寒则死。乳子病风热，喘鸣肩息者，脉实大也，缓则生，急则死。此轩岐之诊小儿，未尝不重在脉，亦未尝不兼证为言也。自《水镜诀》及《全幼心鉴》等书，乃有三岁以上当察虎口寅卯辰、风气命三关之说。其中之可取者，惟曰：脉从寅关起，不至卯关者易治；若连卯关者难治；若寅侵卯、卯侵过辰者，十不救一。只此数语，乃于危急之际，亦可用辨吉凶。至若紫为风，红为伤寒，青为惊，白为疳，及青是四足惊，赤是水惊，黑是人惊，黄是雷惊之类，岂此一线之色，果能辨悉如此？最属无稽，乌足凭也。即今幼科所尚，无不以此为科套，全不知脉而信口胡猜，试问其心，果亦有的确之见否？茫然无据而欲以人子为尝试，良可叹也！故凡诊小儿，既其言语不通，尤当以脉为主，而参以形色声音，则万无一失矣。然小儿之脉，非比大人之多端，但察其强弱缓急四者之脉，是即小儿之肯綮。盖强弱可以见虚实，缓急可以见邪正。四者既明，则无论诸证，但随其病以合其脉，而参此四者之因，则左右逢源，所遇皆道矣。再加以声色之辨，更自的确无疑，又何遁情之有？此最活最妙之心法也。若单以一脉凿言一病，则一病亦能兼诸脉，其中真假疑似，未免胶柱，实有难于确据者。然法不可废，最所当察，故择其得理者，并附于下，亦可以见其概。

钱仲阳曰：小儿之脉，气不和则弦急，伤食则沉缓，虚惊则促急，风则浮，冷则沉细，脉乱者不治。

薛氏曰：凡看脉，先定浮沉迟数、阴阳冷热。沉迟为阴，浮数为阳。浮主风，沉迟主虚冷，实主有热，紧主癫痫，洪主热盛，沉缓主虚泻，微迟有积有虫，迟涩主胃脘不和，沉主乳食难化，沉细主乳食停滞，紧弦主腹中热痛，牢实主大便秘，沉而数者骨中有热，弦长是肝膈有风，紧数乃惊风为患，四肢掣颤，浮洪乃胃口有热，沉紧主腹痛有寒，虚濡者有气，又主慢惊，芤主大便利血。

声 音 七

声由气发，气实则声壮，气虚则声怯。故欲察气之虚实者，莫先乎声音。如《内经》诸篇，有曰：言而微，终日乃复言者，此夺气也。有曰：气海有余者，气满胸中，悗息面赤；气海不足，则气少不足以言。有曰：心气虚则悲，实则笑不休。有曰：手少阴虚则不能言。有曰：内夺而厥，则为瘖痱，此肾虚也。华元化曰：阳候多语，阴证无声。多语者易治，无声者难荣，凡此皆声音虚实之辨。故彼圣人者，闻声知情，无所不达，此声音之学，所以不可忽也。

颜　色 八

脉要精微论曰：夫精明五色者，气之华也。赤欲如白裹朱，不欲如赭；白欲如鹅羽，不欲如盐；青欲如苍璧之泽，不欲如蓝；黄欲如罗裹雄黄，不欲如黄土；黑欲如重漆色，不欲如地苍。五色精微象见矣，其寿不久也。

玉版论要篇曰：色夭面脱不治，百日尽已。色见上下左右，各在其要，上为逆，下为从，女子右为逆，左为从，男子左为逆，右为从。

五色篇曰：官五色奈何？青黑为痛，黄赤为热，白为寒，是谓五官。又曰：以色言病之间甚奈何？曰：其色粗以明，沉夭者为甚，其色上行者病益甚，其色下行如云彻散者病方已。

经脉篇曰：凡诊络脉，脉色青则寒且痛，赤则有热。胃中寒，手鱼之络多青矣。胃中有热，鱼际络赤。其暴黑者，留久痹也。其有赤有黑有青者，寒热气也。其青短者，少气也。

凡察色之法，大都青白者少热气，病主阴邪；黄赤者多热气，病主阳盛。青主风气，主肝邪，主脾胃虚寒，主心腹疼痛，主暴惊伤心胆之气，主惊风，当察兼色以分急慢。白主气虚，甚则气脱，主无火，主脾肺不足。白兼青者主慢惊，主大小肠泄泻。赤主火，主痰热，主伤寒热证，主烦渴，主急惊躁扰，主闭结，主阳邪喘促，主痈疡痘疹。黑属水，主阴寒，主厥逆，主痛极。沉黑主危笃。黄主积聚，主痞块，主脾病，主胀满，主脾疳。黄兼白者主脾寒脾弱，主气虚神怯。黄兼青者主脾虚泄泻，主慢脾风。黄兼赤者主疳热。两颧鲜红，或作或止者，谓之面戴阳，乃真阴虚弱，此非阳证也，不得以热赤同论。

钱氏曰：左颊为肝，右颊为肺，额上为心，鼻上为脾，下颏为肾，随证施治之。

药饵之误 九

小儿气血未充，而一生盛衰之基，全在幼时，此饮食之宜调，而药饵尤当慎也。今举世幼科，既不知此大本，又无的确明见，而惟苟完目前。故凡遇一病，则无论虚实寒热，但用海底兜法，而悉以散风、消食、清痰、降火、行滞、利水之剂，总不出二十余味，一套混用，谬称稳当，何其诞也！夫有是病而用是药，则病受之矣，无是病而用是药，则元气受之矣。小儿元气几何，能无阴受其损而变生不测耶？此当今幼科之大病，而医之不可轻任者，正以此也。又见有爱子者，因其清黄瘦弱，每以为虑，而询之庸流，则不云痰火，必云食积，动以肥儿丸、保和丸之类使之常服，不知肥儿丸以苦寒之品，最败元阳，保和丸以消耗之物，极损胃气。谓其肥儿也，而适足以瘦儿，谓其保和也，而适足以违和耳。即如抱龙丸之类，亦不宜轻易屡用。余尝见一富翁之子，每多痰气，或时惊叫，凡遇疾作，辄用此丸，一投即愈。彼时以为神丹，如此者不啻十余次，及其长也，则一无所知，凝然一痴物而已，岂非暗损元神所致耶？凡此克伐之剂，所以最当慎用，故必有真正火证疳热，乃宜肥儿丸及寒凉等剂；真正食积胀满，乃宜保和丸及消导等剂；真正痰火喘急，乃宜抱龙丸及化痰等剂。即用此者，亦不过中病即止，非可过也。若无此实邪可据，而诸见出入之病，则多由亏损元气，悉当加意培补，方是保赤之主。倘不知此，而徒以肥儿、保和等名，乃欲藉为保障，不知小儿之元气无多，病已伤之，而医复伐之，其有不萎败者鲜矣。此外，如大黄、芒硝、黑丑、芫花、大戟、三棱、蓬术之类，若非必不得已，皆不可轻易投也。

小儿诊治大法 十

凡小儿之病，本不易察，但其为病之源，多有所因。故凡临证者，必须察父母先天之气，而母气为尤切。如母多火者，子必有火病；母多寒者，子必有寒病；母之脾肾不足者，子亦如之。凡骨软行迟，齿迟语迟，囟门开大，疳热脾泄之类，多有由于母气者。虽父母之气俱有所禀，但母气之应在近，父气之应在远。或以一强一弱而偏得一人之气者，是皆不可不察。至若稍长而纵口纵欲，或调摄失宜而自为病者，此又当察其所由，辨而治之。如果先天不足而培以后天，亦可致寿。虽曰先天俱盛，而或父母多欲，或抚养失宜，则病变百端，虽强亦夭。此中几圆理微，贵在知常知变也。

撮口脐风 十一

初生小儿撮口脐风者，因胎中受热，或初生不慎，为风寒所侵，遂致聚唇撮口，眼闭口噤，啼声如鸦，或声不能出，或舌上如粟，或口吐白沫，或喉痰潮响，或气息喘急。甚者舌强面青，腹胀青筋，吊肠牵痛，百日内病甚者多不治。脐风者，以断脐之后，为水湿风邪所侵，因致腹胀脐肿，四肢柔直，啼不吮乳，甚则发搐。若脐边青黑，手拳口噤者，是为内搐，不可治。凡治此之法，痰盛者当先治痰，火盛者当先清火，若无火无痰者，专当温补脾胃。凡断脐不盈尺，多患此者。齿龈有泡如粟，以绵裹指，蘸温水擦破，口即开，不用药。七日内患此者，百无一生。脐风果因浴拭外伤皮肤者，用绵灰或枯矾末掺之即愈。若因剪脐短少，或因束缚不紧，或因牵动，风入脐中，或因铁器断脐，冷气传于脾络以致前证者，口内有小泡，急掐破，去其毒水，以艾灸脐中，亦有得生者。治法多端，无如灸法。若因乳母肝脾郁怒，或饮食生冷辛热致儿为患者，当治其母。

钱氏云：撮口因浴后拭脐，风邪所入而作，用益黄散补之。

陈无择云：视其牙龈有泡，擦破之。口既开，用真白僵蚕略烘为末，蜜调涂口内。

《保婴集》云：小儿百日，脐风马牙，当作胎毒。泻足阳明之火，用针挑破，以桑树白汁涂之。

田氏治噤风，用天南星为末，加片脑少许，以指蘸姜汁擦牙龈，立开。或用牛黄，以竹沥调服一字，随以猪乳滴于口中。

惊　风 十二

惊风之要领有二：一曰实证，一曰虚证而尽之矣。盖急惊者，阳证也，实证也。乃肝邪有余而风生热，热生痰，痰热客于心膈间，则风火相搏，故其形证急暴而痰火壮热者，是为急惊。此当先治其标，后治其本。慢惊者，阴证也，虚证也。此脾肺俱虚，肝邪无制，因而侮脾生风，无阳之证也。故其形气病气俱不足者，是为慢惊。此当专顾脾肾，以救元气。虽二者俱名惊风，而虚实之有不同，所以急慢之名亦异。凡治此者，不可不顾其名以思其义。

论惊风证治 十三

小儿惊风，肝病也，亦脾肾心肺病也。盖小儿之真阴未足，柔不济刚，故肝邪易动；肝邪动则木能生火，火能生风，风热相搏则血虚，血虚则筋急，筋急则为掉眩反张、搐搦强直之类，皆肝木之本病也。至其相移，木邪侮土则脾病，而为痰、为吐泻；木盛金衰则肺病，而为喘促、为短气；木火上炎则心病，而为惊叫、为烦热；木火伤阴则肾病，而为水涸、为血燥、为干渴、为汗不出、为搐、为瘛。此五脏惊风之大概也。

治此之法，有要存焉。盖一曰风，二曰火，三曰痰，四曰阳虚，五曰阴虚。但能察此缓急则尽之矣。所谓风者，以其强直掉眩皆属肝木，风木同气，故云惊风，而实非外感之证。今人不明此义，但为治风必须用散，不知外来之风可散，而血燥之风不可散也。故凡如防风、荆芥、羌活、独活、细辛、干葛、柴胡、紫苏、薄荷之类，使果有外邪发热无汗等证，乃可暂用，如无外邪，则最所当忌。此用散之不可不慎也。

所谓痰火者，痰凝则气闭，火盛则阴亏，此实邪之病本也。若痰因火动，则治火为先，火以痰留，则去痰为主。火之甚者，宜龙胆草、山栀子、黄连、黄柏、石膏、大黄之属；火之微者，宜黄芩、知母、玄参、石斛、地骨皮、木通、天麻之属；痰之甚者，宜牛黄、胆星、天竺黄、南星、半夏、白芥子之属；痰之微者，宜陈皮、前胡、海石、贝母、天花粉之属。此外，如朱砂之色赤体重，故能入心镇惊，内孕水银，故善透经络，坠痰降火；雄黄之气味雄悍，故能破结开滞，直达横行；冰片、麝香，乃开窍之要药；琥珀、青黛，亦清利之佐助而已。又如僵蚕、全蝎、蝉蜕之属，皆云治风，在僵蚕味咸而辛，大能开痰涎、破结气，用佐痰药，善去肝脾之邪，邪去则肝平，是即治风之谓也。全蝎生于东北，色青属木，故善走厥阴，加以盐味，咸而降痰，是亦同气之属，故云治风，较之僵蚕，此其次矣。蝉蜕性味俱薄，不过取其清虚轻蜕之义，非有实济不足恃也。凡惊风之实邪，惟痰火为最，而风则次之。治实之法，止于是矣。

然邪实者易制，主败者必危。盖阳虚则阴邪不散而元气不复，阴虚则营气不行而精血何来？所以惊风之重，重在虚证。不虚不重，不竭不危，此元精元气相为并立，有不容偏置者也。故治虚之法，当辨阴阳，阳虚者宜燥宜刚，阴虚者宜温宜润。然善用阳者，气中自有水；善用阴者，水中自有气。造化相须之妙，既有不可混，又有不可离者如此。设有谓此非小儿之药，此非惊风之药者，岂惊风之病不属阴阳，而小儿之体不由血气乎？若夫人者，开口便可见心，又乌足与论乾坤合一之道？诸补之法俱详如下。

惊风反张、强直转筋等病，在经筋篇曰：足少阴之筋病，足下转筋及所过而结者皆痛。病在此者，主痫瘛及痉。在外者不能俯，在内者不能仰。故阳病者腰反折不能俯，阴病者不能仰。又曰：经筋之病，寒则反折筋急，热则筋弛纵不收，阴痿不用。阳急则反折，阴急则俯不伸。

急惊风 十四

急惊之候，壮热痰壅，窜视反张，搐搦颤动，牙关紧急，口中气热，颊赤唇红，饮冷便结，脉浮洪数。此肝邪风热，阳盛阴虚证也。治此之法，当察缓急。凡邪盛者，不得不先治其标。若痰甚喘急者，宜抱龙丸、琥珀散、清膈煎、梅花饮之类主之；火盛而烦热者，宜凉惊丸、抑青丸，或黄连安神丸、牛黄散，及山栀、黄连、龙胆草之属；火盛燥热而大便秘结者，宜泻青丸，或以为汤煎服之，或利惊丸亦可。若外感风寒，身热为惊者，当解其表，宜抑肝散倍加柴胡，或参苏饮、五积散、星苏散之类择而用之；若表邪未解而内亦热者，宜钱氏黄龙汤；若惊气渐退而火未清者，宜安神镇惊丸。凡以上者，皆急则治标之法，但得痰火稍退，即当调补血气，如后附薛氏之法，或参用慢惊诸治，以防虚败。此幼科最要之法。前哲有云：小儿易为虚实，攻伐之药，中病即止，不可过剂。诚至言也。大抵此证多属肝胆脾肾，阴虚血燥、风火相搏而然。若不顾真阴，过用祛风化痰之药，则脾益虚、血益燥，邪气绵延，必成慢惊矣。此中阴虚之义，皆人所不知，当阅小儿补肾论，始见其详。论载第二卷二五。

东垣曰：急惊者，风木旺也。风木属肝，肝邪盛必传克于脾。欲治其肝，当先实脾，后泻风木。

楼全善曰：急惊属木火土实。木实则搐而有力，及目上视，动札频睫；土实则身热面赤，而不吐泻，偃睡合睛。治法宜凉宜泻，而用凉惊、利惊等丸。亦有因惊而发者，以致牙关紧急、壮热等证，此内有实热，外挟风邪，当截风定搐。若痰热尚盛，宜微下之，痰热既泄，急宜调养胃气。搐定而痰热少退，即宜调补脾气。

薛氏曰：此肝经血虚，火动生风。盖风生则阴血愈散，阴火愈炽；火动则肺金愈亏，肝邪愈盛。宜滋肝血，养脾气。若屡服祛风化痰、泻火辛散之剂，便宜认作脾虚血损，急补脾土。若风火相搏，发热抽搐，目眴筋挛，痰盛者，用四物、钩藤钩以生肝血、清肝火，用四君子加当归以补脾土、生肺金。若肝经血燥，发热惊搐，目眴筋挛，痰盛者，用六味丸以滋肾水，四君子加芍药以补脾土。若肺金克肝木，用地黄丸以益肝血，加芍药、木香以平肺金。若屡用惊药而脾胃虚寒者，须用六君子汤以补脾土，丁香、木香以培阳气。若脾土虚寒，肾水反来侮土而致中寒腹痛、吐泻少食等证者，用益黄散以补脾土而泻水，庶几不致慢惊矣。但治小儿，当审察虚实，凡证属有余者，病气也，不足者，元气也，故有余当认为不足，思患预防，斯少失矣。

慢惊风 十五

慢惊之候，多由吐泻，因致气微神缓，昏睡露睛，痰鸣气促，惊跳搐搦，或乍发乍静，或身凉身热，或肢体逆冷，或眉唇青赤，面色淡白，但其脉迟缓，或见细数，此脾虚生风，无阳证也。小儿慢惊之病，多因病后，或以吐泻，或因误用药饵，损伤脾胃所致。然亦有小儿脾胃素弱，或受风寒，则不必病后及误药者亦有之，总属脾肾虚寒之证。治慢惊之法，但当速培元气，即有风痰之类，皆非实邪，不得妄行消散，再伤阳气，则必致不救。凡脾土微虚微泻而内不寒者，可平补之，宜六神散、四君子汤，或五味异功散。脾肾俱虚而脏平无寒者，宜五福饮。且阴血生于脾土，又宜四君子加当归、枣仁。脾气阳虚微寒者，宜温胃饮、理中汤、五君子煎。脾气虚寒多痰者，宜六君子汤或金水六君煎。脾肾阴阳俱虚而寒者，惟理阴煎为最妙。脾肾虚寒之甚或吐泻不止者，宜附子理阴煎，再甚者宜六味回阳饮或四味回阳饮，量儿大小与之。脾肾虚寒，泄泻不止者，宜胃关煎。

薛氏曰：《保婴集》云，急惊屡发屡用攻泻，则脾损阴消而变为慢惊者多矣。当补脾养血，佐以安心清肺、制木之药，最为切当。窃谓前证多因脾胃亏损，肝木所胜，外虚热而内真寒也，但用五味异功散加当归，佐以钩藤饮，以补脾土、平肝木，亦多得效。如不应，用六君加炮姜、木香，温补脾土。更不应，急加附子以回阳。若用逐风祛痰之药，反促其危也。愚按：附子温中回阳，为慢惊之圣药也，如元气未脱，用之无有不效，气脱甚者，急宜炮用之。

《保婴撮要》曰：凡元气亏损而至昏愦者，急灸百会穴。若待下痰不愈而后灸之，则元气脱散而不救矣。此乃脏腑传变已极，总归虚处，惟脾受之，无风可逐，无惊可疗，因脾虚不能摄涎，故津液妄泛而似痰者，但当以温补脾胃为主。若不审其因，泛用祛风化痰之剂，则脾气益伤，阴血益损，病邪益甚而危矣。

楼全善曰：木虚则搐而无力，火虚则身寒，口中气冷，土虚则吐泻、睡而露睛，治宜温补脾胃，用六君子汤、五味异功散之类。

大惊卒恐 十六

小儿忽被大惊，最伤心胆之气。口问篇曰：大惊卒恐则气血分离，阴阳破散，经络厥绝，脉道不通，阴阳相逆，经脉空虚，血气不次，乃失其常。此《内经》概言受惊之病有如此。矧小儿血气尤非大人之比，若受大惊，则其神气失散，溃乱不堪，尚何实邪之有？斯时也，收复正气犹恐不暇，顾可复为清散耶？即如朱砂、琥珀之类，不过取其镇重之意，亦非救本之法。今幼科诸书，皆以大惊之证例作急惊论治，误亦甚矣。不知急惊、慢惊，一以风热，一以脾肾之虚，皆不必由惊而得，而此以惊恐致困者，本心胆受伤，神气陡离之病，所因不同，所病亦异，胡可以同日语也？

治大惊气散之病，当以收复神气为主，宜《秘旨》安神丸、七福饮、茯神汤、团参散、独参汤之类，加金银等物煎服之。

惊　啼 十七

小儿惊啼，证本与惊风不同，亦与大惊卒恐者有异。盖小儿肝气未充，胆气最怯，凡耳闻骤声，目视骤色，虽非大惊卒恐，亦能怖其神魂。醒时受怖，寐则惊惕，或振动不宁，或忽尔啼叫，皆神怯不安之证，总宜安神养气为主，如独参汤、团参散、七福饮、《秘旨》安神丸之类，皆其所宜。若微烦热者，宜生脉散。热甚者，宜朱砂安神丸或导赤散。惊哭多泪、忽啼忽止者是惊惕，啼叫无泪、声长不扬者是腹痛。

发　搐 十八

搐，抽搐也，是即惊风之属。但暴而甚者，谓之惊风，微而缓者，谓之发搐。发搐不治，则渐成惊风矣。虽钱氏等书，皆以时候之气，分五脏之证为论治，然病变不测，有难以时气拘者，是不若察见在之形证，因脏腑之虚实，随宜施治者之为得也。总之，小儿之实证无他，惟东方之实及中央之滞耳。盖东方木实则生火生风，而为热为惊；中央土实则生湿生滞，而为痰为积。知斯二者，则知所以治实矣。若小儿之虚证，则五脏皆有之，如心虚则惊惕不安，肺虚则气促多汗，脾虚则为呕吐、为暴泄、为不食、为痞满倦卧、为牙紧流涎、为手足牵动，肝虚则为筋急血燥、为抽搐劲强、为斜视目瞪，肾虚则为二便不禁、为津液枯槁、为声不出、为戴眼、为肢体厥逆、为火不归源。知此五者，则知所以治虚矣。然此虚实之证，固亦多有疑似者，但以形色、声音、脉息参而察之，则无有不了然者。诸治实之法，当从急惊，治虚之法，当从慢惊，及如后夜啼诸治法，已尽其蕴，当并察之。总之，诸言实者，乃邪气之实，非元气之实也。故治此者，切不可伤及元气。若病已久，尤当专顾脾肾，则根本完固，诸无不愈矣。

钱仲阳曰：惊痫发搐，男左视无声，右视有声，女右视无声，左视有声，此相胜也。盖左为肝部，右为肺部，金木相胜故耳。若握拳拇指在内，女为顺，拇指在外，男为顺。顺则易治，逆则难治。

薛氏曰：寅卯辰时搐而发热作渴，饮冷便结，属肝胆经虚热，用柴芍参苓散；作渴引饮，自汗盗汗，属肝胆经血虚，用地黄丸；口吻流涎，属肝木克脾土，用六君子汤。巳午未时发搐，若兼作渴饮水，属风火相搏，以地黄丸补肝，导赤散、凉惊丸治心。若作渴饮汤，体倦不乳，土虚而木旺也，用地黄丸以补肾，六君子汤以补脾。申酉戌时微搐而喘，目微斜，身似热，睡而露睛，大便淡黄，属脾肺虚热，用异功散；若手足逆冷，或喘泻不食，属脾肺虚寒，用六君、炮姜、木香；久病而元气虚者，用六君子、六味丸二药主之。亥子丑时微搐身热，目睛紧斜，吐泻不乳，厥冷多睡，属寒水侮土，用益黄散。未应，用六君、姜桂。伤风发搐，口中气热，呵久，手足动者，名假搐，用大青膏发散风邪。伤风发搐，口气不热，肢体倦怠，用异功散补脾土，钩藤饮清肝木。若因风邪内郁，发热而变诸证者，当理肺金、清风邪。若外邪既解而内证未除，当理肺补脾。若停食发搐，呕吐乳食者，宜用消食丸。若伤食后发搐，身热困睡，呕吐不思乳食者，当先定搐，后用白饼子下之。若食既散而前证仍作，或变他证者，脾土伤而肝木乘之也，用六君子加钩藤钩以健脾平肝。若肺经亏损而致惊搐等证者，当补脾肺以平肝心，则惊搐自止矣。如手足冷汗，搐眉搐肚，日夜不止，名真搐，当用人参汤、川乌、全蝎等药，平其胃气。百日内发搐，真者内生风，二三次必死；假者外生风，虽频发不死。百日内搐，亦有因乳母七情厚味所致者，当兼治其母，而以固胃为先，不可径治其儿也。若涎入心脾则不能言，用凉心、镇惊、下痰之药。逆搐者不治。若吐泻后变证者，亦不治。大凡发搐，因风者则面青目赤，因惊则叫呼搐搦，因食则嗳吐气闷，脾肺虚则生黏痰，喉间作锯声。此乃心火不能生脾土，脾土不能生肺金，以致肺不能主气，脾不能摄涎，故涎气泛上而喉中作声耳。若用祛风治痰之剂，则气散阴消而促其危矣。

夜 啼 十九

小儿夜啼不安,按《保婴》等书云:夜啼有二,曰脾寒,曰心热也。夜属阴,阴胜则脾脏之寒愈盛,脾为至阴,喜温而恶寒,寒则腹中作痛,故曲腰而啼,其候面青,手腹俱冷,不思乳食是也,亦曰胎寒,宜钩藤饮。寒甚者,理中丸。若曲腰啼叫,哭而无泪者,多系腹痛,宜木香散,或用温胃饮加木香。若脾肾寒甚而兼带作痛者,宜陈氏十二味异功散。若过用乳食,停滞作痛,邪实无虚而啼者,宜保和丸,和胃饮加减主之,甚者宜消食丸。若阴盛阳衰,心气不足,至夜则神有不安而啼叫者,宜四君子汤、五味异功散,或七福饮、《秘旨》安神丸。若面青手冷、阳气虚寒、心神惊怯而啼者,宜五君子煎或六味异功煎,甚者宜七福饮加炮干姜、肉桂。若兼泄泻不乳,脾肾虚弱也,宜六神散,甚者养中煎、胃关煎。若兼吐泻少食,脾胃虚寒也,宜五君子煎、温胃饮,或六味异功煎加炮木香。若大便不化,食少腹胀,脾气虚弱也,宜五味异功散,或五君子煎加木香。若面色白,黑睛少,至夜分阴中阳虚而啼者,此肝肾之不足也,宜六味丸、八味丸、理阴煎。若见灯见火愈啼者,心热也。心属火,见火则烦热内生,两阳相搏,故仰身而啼,其证面赤手腹俱暖,口中气热是也。火之微者,宜生脉散、导赤散;火之甚者,宜朱砂安神丸、人参黄连散。若肝胆热甚,木火相搏者,宜柴胡清肝散。大都此证,或因吐泻,内亡津液,或禀赋肾阴不足,不能滋养肝木,或乳母恚怒，肝火侮金，当用六君子汤补脾土以生肺金，地黄丸壮肾水以滋肝木。若乳母郁闷而致者，用加味归脾汤。乳母暴怒者，加味小柴胡汤。乳母心肝热搏者，柴胡清肝散。若因惊夜啼者，宜从前惊啼论治。

发 热 二十

小儿发热证，其最要者有四：一则外感发热，二则疮毒发热，三则痘疹发热，四则疳积发热。凡此四者之外，如饮食、惊风、阴虚、变蒸之类，虽亦有之，然各有其说，均当详辨。

发热当辨虚实，如实则面赤气粗，口燥唇疮作渴，喜冷饮水，大小便难，或掀衣露体，烦啼暴叫，声洪脉强，伸体而卧，睡不露睛，手足指热，皆为实证。实以邪气有余，或可散邪，或宜清火；虚则面色青白，气怯神倦，恍惚软弱，口鼻微冷，不喜寒凉，饮汤安静，泄泻多溺，呕恶惊惕，上盛下泄，抱腹喜按，乍凉乍温，夜则虚汗，卧则露睛，屈体而卧，手足指冷，脉息缓弱，皆为虚证。虚以正气不足，最宜调补，或兼解邪，虽有发热外证，必不可妄用寒凉及任意消散克伐等剂。

外感发热治法 二一

凡小儿无故发热，多由外感风寒。若寒邪在表未解者，必有发热头痛，或身痛无汗，或鼻塞流涕，畏寒拘急，脉见紧数者是也。凡暴感者，极易解散，一汗可愈。但察其气血平和，别无实热等证，或但倦怠昏睡者，则但以四柴胡饮或五柴胡饮为主，酌儿大小而增减其剂。此法先固其中，次解其表，庶元气无伤而邪且易散，最为稳当极妙之法。有云：小儿何虚，乃堪此补？及又有补住邪气之说，皆寸光昧理之谈，不可信也。若胃气微见虚寒者，宜五君子煎加柴胡，或以理阴煎加减用之最妙。元气颇强而能食者，宜正柴胡饮。兼内热火盛而外邪未解者，宜一柴胡饮或钱氏黄龙汤。壮热火盛，往来寒热者，宜柴芩煎。寒气盛者，宜二柴胡饮。寒邪盛而中气微虚者，宜五积散。伤寒见风，身热兼嗽而中气不虚者，宜柴陈煎。若中气不足而兼热兼嗽者，宜金水六君煎。冬受寒邪，至春夏而发热者，是为小儿正伤寒，但取效稍迟，然治法不能外此。

新按：余之仲儿，生于乙卯五月，于本年初秋，忽尔感寒发热，脉微紧。然素知其脏气属阴，不敢清解，遂与芎、苏、羌、芷、细辛、生姜之属，冀散其寒，一剂下咽，不惟热不退而反大泻作，连二日泻不止喘继之，愈泻则愈喘。斯时也，将谓其寒气盛耶，何以用温药而反泻？将谓其火刑金耶，岂以清泻连日而尚堪寒凉？将谓其表邪之未除耶，则何以不利于苏散？束手无策，疑惧已甚，且见其表里俱剧，大喘垂危，又岂浅易之剂所能挽回？因沉思良久，渐有所得，乃用人参二钱，生姜五片，煎汁半盏，然未敢骤进，恐再加喘，必致不救，因用茶匙挑与二三匙，即怀之而旋走室中，徐察其呼吸之进退。然喘虽未减，而亦不见其增甚，乃又与三四匙，少顷，则觉其鼻息似乎少舒，遂放胆与以半小盅，更觉有应，自午及酉，完此一剂。适一医至，急呼曰：误矣，误矣！焉有大喘如此而尚可用参者？速宜以抱龙丸解之。余诺之而不听，乃复以人参二钱五分，如前煎汤，自酉至子尽其剂，剂完而气息遂平，齁齁大睡，泻亦止而热亦退矣。此所以知其然者，观其因泻反喘，岂非中虚？设有实邪，自当喘随泻减，是可辨也。向使误听彼医，易以清利，中气一脱，即当置之死地，必仍咎余之误用参也。孰是孰非，何人辨哉！余因记此，以见温中散寒之功，其妙有如此者。

外感发热弗药可愈 二二

凡小儿偶然发热者，率由寒热不调，衣被单薄，柔弱肌腠，最易相感，感则热矣。余之治此，不必用药，但于其熟睡之顷，夏以单被，冬以绵被，蒙头松盖，勿壅其鼻，但以稍暖为度，使其鼻息出入皆此暖气，少顷则微汗津津，务令上下稍透，则表里通达而热自退矣。若冬月衣被寒凉，汗不易出，则轻搂着身，赤体相贴，而上覆其面，则无有不汗出者，此余近年养儿至妙之法，百发百中者也。若寒邪甚者，两三微汗之，无有不愈。然此法惟行于寅卯之际，则汗易出而效尤速。

诸热辨证 二三

小儿发热，若热随汗退者，即外感证也。其有取汗至再而热不退者，必痈毒痘疹之候，俟其形见，当于本门求法治之。

若是疮毒，但当辨其阴证阳证，阳证宜清火解毒，阴证宜托里
助阳。方治详具外科。若汗出热不退，别无痈肿而耳后红筋灿
然，及眼如包泪，或手指尖冷，脉紧数者，必是痘疹，方治详
具痘疹门。

小儿饮食内伤，本无发热之证，盖饮食伤脏，则为胀为
痛，为吐为泻，本非肌表之病，焉得发热？故调经论曰：邪之
生于阳者，得之风雨寒暑，生于阴者，得之饮食居处、阴阳喜
怒。此自不易之理也。今人但见小儿发热，则多言伤食而妄行
消导，谬亦甚矣。其或饮食内伤，风寒外感，表里兼病而发热
者，亦常有之。然此当察其食之有停无停，酌而治之，亦非可
混行消耗。盖恐内本无滞而妄加克伐，则亏损中气，以致外邪
难解，则病必滋甚。

小儿疳积发热，此诚饮食内伤所致，然必成痞成疳，阳明
郁积既久，所以内外俱热，是非暴伤饮食者之比，亦非肌表发
热者之比。方治详具疳积条。

小儿有阴虚发热之证及变蒸发热之说。凡阴虚发热者，此
即小儿劳损证也，亦名为童子劳，此当于虚损门求法治之。至
若变蒸之说，则辨在本条，并当详察。

钱仲阳曰：潮热者，时间发热，过时即退，来日依时而
发，此欲发惊也；壮热者，常热不已，甚则发惊痫也；风热
者，身热而口中气热，乃风邪外感也；温热者，肢体微热，热
不已则发惊搐。壮热恶风寒，为元气不充，表之虚热也；壮热
不恶风寒，为外邪所客，表之实热也；壮热饮汤，为津液短
少，里之虚热也；壮热饮水，为内火销烁，里之实热也。脉尺
寸俱满为重实，尺寸俱弱为重虚。脉洪大，或缓而滑，或数而

鼓，此热盛拒阴，虽形证似寒，实非寒也。热而脉数，按之不鼓，此寒盛格阳，虽形证似热，实非热也。发热恶热，大渴不止，烦躁肌热，不欲近衣，其脉洪大，按之无力，或兼目痛鼻干者，此血虚发热也，当补其血。如不能食而热自汗出者，气虚也，当补其气。

内热证 二四

内热与外热不同，内热以五内之火，热由内生，病在阴分，故内热者宜清凉，不宜升散，升散则内火愈炽，火空则发也；外热以肤腠之邪，风寒外袭，病在阳分，故外热者宜解散，不宜清降，清降则表热愈留，外内合邪也。此外热内热之治，其不同者有如此。欲分内外之辨，则外热者，其至必骤，内热者，其来必缓。但察其绝无表证，而热在脏腑、七窍、三焦、二阴、筋骨、肌肉之间者，皆是内热之证。但内热之证，亦有虚实，实者宜从正治，虚者当从反治。反正之间，有冰炭之异，非可混也。

凡实热之在内者，古法治分五脏，宜从正治。心热者，宜泻心汤、导赤散、安神丸；肝热者，泻青丸、柴胡饮子、龙胆汤；脾热者，泻黄散；肺热者，轻则泻白散、地骨皮散，重则凉膈散；肾热者，滋肾丸、滋阴八味丸。实热则宜疏下，虚热则宜调补。肢体热，轻则惺惺散，重则人参羌活散。大便秘者，二黄犀角散、四顺清凉饮。余热不退者，地骨皮散。大小便血者，保阴煎。血热妄行者，清化饮。三焦火盛、上下热甚者，抽薪饮。小水热痛者，大分清饮。阳明内热，烦渴头痛，二便秘结者，玉泉散。阳明火盛，兼少阴水亏者，玉女煎。凡元气虚而为热者，必真阴不足，皆假热证也，宜从反治。心脾肺气虚假热者，五君子煎、人参理中汤。五脏气血俱虚假热者，五福饮。肝肾真阴不足假热者，轻则六味地黄汤，甚则理阴煎。肝肾血虚假热者，大营煎、五物煎。肝肾阴虚，上热下寒，则阳无所附而格阳为热者，六味回阳饮或八味地黄汤。肝经血虚生风而热者，四物加天麻、钩藤钩。汗后血虚而热甚者，六神散加粳米。汗后气虚而恶寒发热者，补中益气汤。汗后阴虚，阳无所附而热者，四物汤加参芪。汗后阳虚，阴无所附而热者，四君子加芎归。久从温补而潮热不退，脉见滑大者，五福饮加地骨皮，或加知母。凡婴儿诸热，有因别证而作者，当从所重者而治之。若乳下婴儿，当兼治其母以调之。

小儿上论列方 二五

四君子汤 补一

五君子煎 新热六

五味异功散 补四

六君子汤 补五

团参散 小十

六味异功煎 新热七

四物汤 补八

五物煎 新因三

金水六君煎_{新和一}

五福饮_{新补六}

理中汤_{热一}

人参理中汤_{热一}

七福饮_{新补七}

温胃饮_{新热五}

四味回阳饮_{新热一}

胃关煎_{新热九}

理阴煎_{新热三}

六味回阳饮_{新热二}

独参汤_{补三五}

生脉散_{补五六}

六味地黄丸_{补一二十}

养中煎_{新热四}

茯神汤_{小六十}

八味地黄丸_{补一二一}

大营煎_{新补十四}

滋肾丸_{寒一六三}

滋阴八味丸_{新寒十七}

保阴煎_{新寒一}

清化饮_{新因十三}

补中益气汤_{补三十}

益黄散_{和十九}

六神散_{小五一}

加味归脾汤_{补三三}

抑肝散_{小六七}

安神镇惊丸_{小七六}

泻青丸_{寒一五一}

抑青丸_{小九八}

东垣凉膈散_{痘八三}

抽薪饮_{新寒三}

龙胆汤_{小八十二}

大分清饮_{新寒五}

玉泉散_{新寒十五}

玉女煎_{新寒十二}

地骨皮散_{小三一}

导赤散_{寒一二二}

大青膏_{小六八}

消食丸_{小三七}

清膈煎_{新寒九}

和胃饮_{新和五}

利惊丸_{小九七}

凉惊丸_{小九六}

抱龙丸_{小八五}

琥珀散_{小八一}

牛黄散_{小二七}

梅花饮_{小八三}

白饼子_{小三九}

肥儿丸_{小百十一}

保和丸_{小三五}

木香散_{痘二一}

陈氏十二味异功散_{痘二二}

人参羌活散_{小二六}

备用方

俱列小儿方中，所当详阅。

吐　泻 二六

　　小儿吐泻证，虚寒者居其八九，实热者十中一二。但察其脉证无火，面色清白，气息平缓，肢体清凉，或神气疲倦，则悉是虚寒之证，不得妄用凉药。古人云：脾虚则呕，胃虚则吐者是也。盖饮食入胃，不能运化而吐者，此脾气虚弱，所以不能运也。寒凉入胃，恶心而吐者，此中焦阳气受伤，所以不能化也。若邪在中焦，则止于呕吐，若连及下焦，则并为泻矣。故在中上二焦者，宜治脾胃，连及下焦者，宜调脾肾。若非实热火邪而妄用寒凉消伐者，无有不死。

　　小儿虚寒呕吐，凡无故吐泻，察其无火者，必生冷寒气伤胃所致。今小儿所病，大约皆是此证，宜养中煎或温胃饮为主治，其次则五君子煎、理中汤、冬术煎。若兼血虚燥渴者，宜五君子加当归。若兼脾肾虚寒，或多痰涎，或兼喘促，宜理阴煎，甚者，人参附子理阴煎为最妙，勿谓呕吐不宜熟地也。若脾气无寒，或偶有所触，虽吐而不甚者，宜五味异功散。若脾中寒滞，气有不顺而呕吐者，宜藿香安胃散。若上焦不清，多痰兼滞者，宜六君子汤，或更加砂仁、炮姜、木香。

　　小儿伤食呕吐，若误食不宜之物，或停积滞浊以致吐者，必胸膈胀满，或肚腹作痛，此其中必有余邪，宜和胃饮、益黄散。若但有食滞而胃不寒者，宜大和中饮、小和中饮。若食滞兼痰而吐者，宜二陈汤、六安煎、苓术二陈煎。若饮食虽滞而因脾虚不能运化者，此其所重在脾气，不在饮食，只宜养中煎、温胃饮，或理阴煎、圣术煎之类以培其本，不可因饮食之故而直行消伐也。

小儿胃热呕吐者，其证最少，盖内热者多不致吐，即亦有之，其必多食炙煿甘甜之物，以致滞积胃口，或夏间冒暑，及脏气素热者乃有之。凡治热证，必须详辨的确，勿得以假热作真热也。凡胃火内热呕吐者，察其证必烦热作渴、喜冷，察其脉息必洪大滑数。火之甚者，宜泻黄散、玉泉散，或竹叶石膏汤。若有痰食之滞兼火作吐者，宜二陈汤加石膏、黄连、山栀，或加山楂、麦芽之类。若脾胃虚弱而兼火者，宜人参安胃散或橘皮竹茹汤。若胃火呕吐作渴者，宜竹茹汤。若夏月胃热，阳暑伤胃者，必烦热大渴，吐泻并作，宜五味香薷饮，或十味香薷饮，或竹茹汤，或橘皮竹茹汤。若内热之甚者，宜益元散、玉泉散主之。然暑有阴阳之辨，若因天气暑热，过用生冷，以致伤胃而为吐泻者，此属阴暑，则宜暖胃温中，如前虚寒治法，或用五苓散亦妙，凡本条之药绝不可用。

薛氏曰：凡暑令吐泻，手足发热，作渴饮冷者，属阳证，宜清凉之剂。若手足并冷，作渴饮汤者，属阴证，宜温补之剂。故病有属阴者，误用寒凉之药，死后手足青暗，甚则遍身皆然，于此可验。

小儿吐泻并作者，本属内伤，然有因寒气自外而入，内犯脏气而然者；有因生冷不慎，致伤胃气而然者；有因中气本弱，饮食失宜而然者。邪伤阳分则为吐，邪伤阴分则为泻。若吐泻并作，则阴阳俱伤之证也。此当察其有滞无滞，详辨其虚实而治之。若吐泻初起，邪滞未清者，必有胸腹胀闷实滞等证，此宜先用和胃饮、苓术二陈煎之类，以清上焦之气。若吐泻初起，腹胀腹痛而拒按者，宜先用胃苓汤，或五苓散加干姜、木香之类，以分下焦之清。若上无胀滞，或所吐既多而呕恶不已，此其上焦岂尚有物？但察其形气困倦，总惟胃虚而然。若虚寒不甚者，宜五味异功散。然无寒不作吐，故惟五君子煎、六味异功煎，及养中煎、温胃饮之类，皆最宜也。若下腹虽痛而可按可揉，或腹寒喜熨，或所泻既多而泄仍不止，此其下焦必空虚已极，惟脾肾虚寒不能固摄而然，非胃关煎不可。其稍轻者，或用四君子加肉豆蔻、补骨脂、丁香之属。若虚中兼滞者，或助胃膏亦可酌用。其或果由胃火，则火逆于上，热蓄于下，亦能为吐为泻，然必有火证火脉者，方是其证，乃宜大小分清饮，或用香连丸，或如前胃热呕吐条参而治之。然此证最少，不得轻易混用。

吐泻新按

余季子于丁巳正月生于燕邸，及白露时甫及半周，余见新凉日至，虞衲褓之薄，恐为寒气所侵，每切嘱眷属保护之，而眷属不以为意。及数日后，果至吐泻大作，余即用温胃和脾之药，不效，随用理中等剂，亦不效。三日后，加人参三钱，及姜、桂、吴茱、肉豆蔻之类，亦不效。至四五日，则随乳随吐，吐其半而泻其半，腹中毫无所留矣。余不得已，乃用人参五六钱，制附子、姜、桂等各一二钱，下咽即吐，一滴不存，而所下之乳则白洁无气，仍犹乳也。斯时也，其形气之危，已万无生理矣。余含泪静坐书室，默测其故，且度其寒气犯胃而吐泻不止，若舍参、姜、桂、附之属，尚何术焉？伎已止此，窘莫甚矣。思之思之，忽于夜半而生意起，谓其胃虚已极，但药之气味略有不投，则胃不能受，随拒而出，矧附子味咸，亦能致呕，必其故也。因自度气味，酌其所宜，似必得甘辣可口之药，庶乎胃气可安，尚有生意。乃用胡椒三钱，捣碎，加煨姜一两，用水二盅，煎至八分，另盛听用。又用人参二两，亦用水二盅，煎至一盅，另盛听用。用此二者，取其气味之甘辛纯正也。乃用茶匙挑合二者，以配其味，凡用参汤之十，加椒姜汤之一，其味微甘而辣，正得可口之宜。遂温置热汤中，徐徐挑而与之，陆续渐进。经一时许，皆咽而不吐，竟得获效。自后乳药皆安，但泻仍未止也。此自四鼓服起，至午未间，已尽二两之参矣。参尽后，忽尔躁扰呻吟，烦剧之甚，家人皆怨，谓以婴儿娇嫩，脏腑何堪此等热药？是必烧断肚肠也，相与抱泣。余虽疑之而不为乱，仍宁神熟思之。意此药自四鼓至此，若果药有难堪，何于午前相安，而此时遽变若此？其必数日不食，胃气新复，而仓廪空虚，饥甚则然也。旁有预备之粥，取以示之，则张惶欲得，其状甚急，乃与一小盏，轧鲸吞虎嗜，又望其余，遂复与半碗，犹然不足，又与半碗，遂寂然安卧矣。至次日，复加制附，始得泻止痊愈。呜呼！此儿之重生，固有天命，然原其所致之因，则人之脏气皆系于背，褥薄夜寒，则寒从背俞而入，内干于脏，中必深矣。原其所治之法，则用药虽当，而气味不投无以相入，求效难矣。及其因饥发躁，使非神悟其机，倘妄用清凉，一解则全功尽弃，害可言哉？故余笔此，以见病原之轻重，气味之相关，及诊治之活变有如此关系者。虽然，此特以己之儿，故可信心救疗如是，设以他人之子，有同是病者，于用参数钱之时，见其未效，不知药未及病，必且烦言哄起，谤其误治，改用苦寒，无不即死，而仍归罪于用参者，此时黑白将焉辨之？故再赘其详，用以广人之闻见云。都阃钱旭阳长郎，年及两周，季夏间以生果伤脾，因致先泻后痢。旭阳善医，知其不过伤于生冷，乃与参、术、姜、桂温脾等药。泻痢不愈，而渐至唇口生疮。乃谋之余，曰：此儿明为生冷所伤，今不利温药，将奈之何？余曰：此因泻伤阴，兼之辛辣遽入，而虚火上炎耳。非易以附子，不能使火归源也。因用二剂，而唇口疮痛、咽肿倍甚，外见于头面之间，而病更剧矣。又谋之余，曰：用药不投如此，岂真因湿生热耶？余诊之曰：上之脉息，下之所出，皆非真热，本属阳虚。今热之不效，虽属可疑，然究其所归，寒之则死，必无疑也。意者，药犹未及耳。旭阳曰：尚有一证似属真寒，今其所用汤饮，必欲极滚极热者，余等不能入口，而彼则安然吞之，即其喉口肿痛如此，所不顾也，岂其证乎？余曰：是矣，是矣。遂复增附子一钱五分，及姜、桂、肉果、人参、熟地之属，其泻渐止，泻止而喉口等证不一日而全收矣。疑似之间，难辨如此，使非有确持之见，万无一生矣。余自经此以来，渐至不惑，后有数儿，证治大同者，俱得保全。噫！此不惑之道，其要何居？在知本之所在耳，临证者可无慎哉？

附 按

薛氏治一小儿，每饮食失节，或外惊所忤，即吐泻发搐，服镇惊化痰等药而愈。后发搐益甚，饮食不进，虽参术之剂，到口即呕。余用白术和土炒黄，用米泔煎数沸，不时灌半匙，仍呕。次日灌之，微呕。再日灌之，欲呕。此后每服二三匙，渐加至半杯，不呕，乃浓煎服而愈。

一小儿泻而大便热赤，小便涩少，此热蕴于内也。先以四苓散加炒黄连一剂，其热顿退。又用七味白术散去木香二剂，热渴顿止。后以四君、升麻调理而痊。

一小儿九岁，食炙煿之物，作泻饮冷，诸药不应，肌体消瘦，饮食少思。余用黄连一两，酒拌炒焦为末，入人参末四两，粥丸小豆大，每服四五十丸，不拘时白汤下，服迄渐愈。又用五味异功散加升麻，服月余而痊。后不戒厚味，患疳积，消瘦少食，发热作渴，用大芦荟丸为主，以四味肥儿丸为佐，疳证渐退。却以四味肥儿丸为主，以五味异功散为佐而痊。后又不禁厚味，作泻饮冷，仍服肥儿丸、异功散而瘥。

霍乱吐泻 二七

小儿霍乱吐泻者，必以寒凉伤胃，或时气阴湿，或饮食失宜，皆能致之。然此与前吐泻并行者，稍有不同。盖霍乱者暴而甚，吐泻者徐而缓。霍乱者，伤在一时；吐泻者，其伤以渐。此其所以有异也。若暴疾霍乱而胃口未清，胸腹仍满者，宜先用和胃饮、苓术二陈煎，或大、小和中饮，或小分清饮，或神香散之类主之。俟胃口稍平，即宜五味异功散，或温胃饮、五苓散之类调补之。若霍乱初起便觉神疲气倦，而胃口别无胀滞者，此其胃气已伤，即宜温补，如养中煎、温胃饮之类，不得概行清利也。

论泻痢粪溺色 二八

古人有以小儿泻痢粪黄酸臭者，皆作胃热论治，此大误也。盖饮食入胃，化而为粪，则无有不黄，无有不臭者，岂得以黄色而酸臭者为热乎？今以大人之粪验之，则凡胃强粪实者，其色必深黄而老苍，方是全阳正色。若纯黄不苍而粪有嫩色，则胃中火力便有不到之处，再若淡黄则近白矣。近白之色则半黄之色也，粪色半黄则谷食半化之色也，粪气酸腥则谷食半化之气也。谷食半化，则胃中火力盛衰可知也。若必待粪青粪白，气味不臭，然后为寒，则觉之迟矣。故但以粪色之浅深，粪气之微甚，便可别胃气阳和之成色。智者见于未然，而况于显然乎？余故曰：古人以粪黄酸臭为火者，大误也。再若小水之色，凡大便泻痢者，清浊既不分，小水必不利。小水不利，其色必变，即清者亦常有之，然黄者十居八九。此因泻亡阴，阴亡则气不化，气不化则水涸，水涸则色黄不清，此自然之理也。使非有淋热痛涩之证，而但以黄色便作火治者，亦大误也。

吐 乳 二九

小儿吐乳，虽有寒热之不同，然寒者多而热者少，虚者多而实者少，总由胃弱而然。但察其形色脉证之阴阳，则虚实寒热自有可辨。热者宜加微清，寒者必须温补。乳子之药，不必多用，但择其要者二三四味，可尽其妙，如参姜饮、五味异功散之类，则其要也。若儿小乳多，满而溢者，亦是常事，乳行则止，不必治也。若乳母有疾，因及其子，或有别证者，又当兼治其母，宜从薛氏之法如下。

薛氏曰：前证若小儿自受惊，或乳母恚怒，致儿吐泻青色

者，宜用异功散。若母食厚味而乳热者，用东垣清胃散。母饮
酒而乳热者，用葛花解醒汤，子服一二匙。若饮烧酒而乳热，
或子母身赤，或昏愦，服冷米醋三五杯，多亦无妨，儿服一二
匙。若母停滞生冷而乳冷者，母服人参养胃汤，子服调中丸。
若母停滞而变热乳者，母服大安丸，子服五味异功散。若母郁
怒伤肝脾而乳热者，用归脾汤、逍遥散。若母脾虚血弱而乳热
者，用六君子加芎归。若母气血虚而乳热者，子母俱服八珍
汤。若母劳后发热而乳热者，子母俱服补中益气汤。若因怒动
肝火而乳热者，用五味异功散加柴胡、山栀。若吐痰涎及白绿
水者，木乘脾土虚寒证也，用六君子加柴胡、木香。大凡吐乳
泻青色者，属惊，法当平肝补脾；吐泻青白色者，属寒，法当
温补脾土。前诸证，若手足指热者属实，手足指冷者属虚，此
亦验法也。

五疳证 三十

钱仲阳曰：小儿诸疳，皆因病后脾胃亏损，或用药过伤，
不能传化乳食，内亡津液，虚火妄动，或乳母六淫七情，饮食
起居失宜，致儿为患。凡疳在内者，目肿腹胀，泻痢青白，体
渐瘦弱；疳在外者，鼻下赤烂，频揉鼻耳，或肢体生疮。大抵
其证虽多，要不出于五脏，而五脏之疳不同，当各分辨治之。
肝疳者，一名筋疳，亦名风疳，其证白膜遮睛，或泻血而瘦，
宜用地黄丸以生肾；心疳者，面黄颊赤，身体壮热，宜用朱砂
安神丸以治心，异功散以补脾；脾疳者，一名肥疳，体黄瘦

削，皮肤干涩而有疮疥，腹大嗜土，宜用四味肥儿丸以治疳，五味异功散以生土，或用益黄散；肺疳者，一名气疳，喘嗽气促，口鼻生疮，宜用人参清肺汤以治肺，益气汤以生金；肾疳者，一名骨疳，肢体瘦削，遍生疮疥，喜卧湿地，用地黄丸。鼻疮用兰香散，诸疮用白粉散。若患潮热，当先补肝，后泻心，若妄以硝黄等药利之，则成疳。若患癖，当消磨，若误以巴豆、硼砂下之，或伤寒误下，皆能成疳。其初病者为热疳，用黄连丸；久病者为冷疳，用木香丸；冷热相兼者，用如圣丸；津液短少者，用七味白术散。凡此皆因大病，脾胃亏损，内亡津液所致，当固脾胃为主，而早为施治，则不变败证也。

杨氏曰：无辜疳者，脑后项边有核如弹丸，按之转动，软而不疼，其内有虫，不速针出，则内食脏腑，肢体痈疽，便利脓血，壮热羸瘦，头露骨高，宜用大芜荑汤、蟾蜍丸。丁奚者，手足极细，项小骨高，尻削体痿、腹大脐突，号哭胸陷，宜用肥儿丸，大芦荟丸。哺露者，虚热往来，头骨分开，翻食吐虫，烦渴呕哕，宜用肥儿丸、大芦荟丸。走马疳者，牙齿蚀烂。盖齿属肾，肾虚受热，痰火上炎，致口臭齿黑，甚则龈烂牙宣，宜敷雄黄散，服蟾蜍丸。若作渴泻痢、肿胀痨瘵等证，当详参方论而治之。盖疳者，干也，因脾胃津液干涸而患，在小儿为五疳，在大人为五劳，总宜以调补胃气为主。

又，杨氏曰：又有疳伤者，五脏虫疳也。其名甚多，姑举其要。虫疳者，其虫如丝，出于头项腹背之间，黄白赤者可治，青黑者难治；蛔疳者，皱眉多啼，呕吐青沫，腹中作痛，肚胀青筋，唇口紫黑，头摇齿痒；脊疳者，身热羸黄，烦渴下利，拍背有声，脊骨如锯齿，十指皆疮，频啮指甲；脑疳者，头皮光急，满头并疮，脑热如火，发结如穗，遍身多汗，腮肿囟高；疳渴者，日则烦渴，饮水不食，夜则渴止；疳泻者，毛焦唇白，额上青纹，肚胀肠鸣，泻下糟粕；疳利者，停积宿滞，水谷不聚，泻下恶物；疳肿者，虚中有积，肚腹紧胀，脾复受湿，则头面手足虚浮；疳劳者，潮热往来，五心烦热，盗汗骨蒸，嗽喘枯悴，渴泻饮水，肚硬如石，面色如银。大抵其证虽多，要不出于五脏，总宜以五脏之法治之。

景岳曰：按杨氏云，疳者，干也，在小儿为五疳，在大人为五劳。然既云为干，又云为劳，岂非精血败竭之证乎？察前诸法，俱从热治，多用清凉，虽此证真热者固多，而元气既败，则假热者尤多也。即前所用，亦有地黄丸、异功散、益黄散、益气汤之类，恐此数方有不足以尽之。其或血气俱损，有非大补不可者；阴虚假热，脾败肾亏，又有非温补不可者。贵在临证酌宜，仍当以虚损治劳之法参用，庶得尽善。

薛氏曰：按疳证或以哺食太早，或嗜食甘肥，或服峻厉之药，重亡津液，虚火炽盛，或因禀赋，或乳母厚味七情致之，各当调治其内。若口舌蚀烂，身体壮热，腮唇赤色，或作肿痛，腹膈烦闷，或掌热咽干，作渴饮水，便赤盗汗，啮齿虚惊，此心经内外疳也，宜安神丸之类主之。若鼻外生疮，眼目赤烂，肢体似癣，两耳前后、项侧、缺盆、两腋结核，或小腹、内股、玉茎、阴囊、睾丸肿溃，小便不调，或出白津，或咬指甲，摇头侧目，白膜遮睛，羞明畏日，肚大青筋，口干下血，此肝经内外疳也，用地黄、芦荟二丸主之。若头不生发或生疮痂，或发成穗，或人中口吻赤烂，腹痛吐逆，乳食不化，口干嗜土，泻下酸臭，小便白浊，或合目昏睡，恶闻木音，此脾经内外疳也，用肥儿丸主之。若鼻外生疮，咽喉不利，颈肿齿痛，咳嗽寒热，皮肤皱错，欠伸少气，鼻痒出涕，衄血目黄，小便频数，此肺经内外疳也，用地黄清肺饮主之。若脑热吐痰，手足逆冷，寒热往来，滑泄肚痛，口臭作渴，齿龈溃烂，爪黑面黧，身耳生疮，或耳出水，或食自发，此肾经内外疳也，用地黄丸主之。凡疳热上攻，或痘毒上升，为患甚速，名为走马疳，急敷雄黄散、搽牙散、马鸣散，择而用之，服蟾蜍丸。轻则牙龈腐烂，唇吻肿痛，可治；甚则牙龈蚀落，腮颊透烂，不治。

盗　汗 三一

　　小儿元气未充，腠理不密，所以极易汗出，故凡饮食过热，或衣被过暖，皆能致汗。东垣诸公云：此是小儿常事，不必治之。然汗之根本，由于营气；汗之启闭，由于卫气。若小儿多汗者，终是卫虚，所以不固。汗出既多，未免营卫血气愈有所损，而衰羸之渐，未必不由乎此，此所以不可不治也。大都治汗之法，当以益气为主。但使阳气外固，则阴液内藏，而汗自止矣。

　　治法：凡小儿无故常多盗汗，或自汗者，宜以团参散为主，或参苓散、四君子汤、五味异功散，或白术散之类，俱可择用。若其甚者，宜三阴煎、人参养营汤，或十全大补汤。若心经有火而见烦渴者，宜生脉散、一阴煎。若肝脾火盛，内热熏蒸，血热而汗出者，脉必洪滑，证多烦热，宜当归六黄汤或加减一阴煎。若阳明实热，汗出大渴者，宜仲景竹叶石膏汤。若因病后，或大吐大泻之后，或误用克伐之药，以致气虚气脱而大汗亡阳者，速宜用参附汤、六味回阳饮，或芪附汤之类，庶可挽回也。大都汗多亡阳者，多致角弓反张，项强戴眼等证，此太阳、少阴二经精血耗散，阴虚血燥而然，速宜用大营煎、人参养营汤，或十全大补汤之类，方可解救。若作风治，万无一生矣。前《汗证门》有详论详法，所当参阅。余之儿辈，有于襁褓中多盗汗者，但以人参一钱，泡汤与服，当夜即止。久不服参，必又汗出，再服再止，其效如神。凡养儿者，亦可以此为常法。

腹胀腹痛 三二

小儿腹胀腹痛，多因食积，或寒凉伤脾而然。《内经》曰：病痛者，阴也。又曰：痛者，寒气多也，有寒故痛也。东垣曰：寒胀多，热胀少，皆主于脾胃。故凡小儿肚腹或胀或痛，虽曰多由积滞，然脾胃不虚，则运化以时，何致作胀？是胀必由于虚也。若胃气无伤而腹中和暖，则必无留滞作痛，是痛多由乎寒也。故治痛治胀者，必当以健脾暖胃为主。若无火证，不得妄用凉药。若无拒按坚实等证，不得妄用攻药。

一治法：凡小儿肚腹膨胀，或时常作痛，黄瘦，常用调理之法，惟芍药枳实丸加减用之为宜，且善止腹痛，或大健脾丸、杨氏启脾丸、和中丸之类，皆可酌用。若偶尔伤脾，气促困倦，外见腹胀而内不胀者，此脾气虚也，宜五味异功散或六味异功煎。若脾胃阳气不足，虚寒作胀，或畏寒，或手足冷，或兼呕泻者，宜五君子煎、养中煎、温胃饮、六君子汤，或调中丸。若兼脾肾阳虚，或水泛为痰，或喘促、痛胀、泄泻，宜理阴煎加减主之。若脾胃气虚而痛滞吐泻者，宜六味异功煎，或六君子汤加木香，或调中汤。若胃口偶有留滞，大痛而胀者，宜排气饮或益黄散。若宿食偶有不消而暂为胀满者，宜大、小和中饮，或保和丸、消食丸。若有坚积停滞，胀痛拒按，形气俱实者，宜赤金豆、白饼子、紫霜丸之类攻下之。凡诸未尽，当于腹痛、肿胀二门，参酌为治。

余初年在京，治一五岁邻女，适经药铺，见有晒晾巴豆，其父误以为松仁，以一粒与食之，嚼而味辣，即忙吐出，而已半粒下咽矣。少顷，大泻十余次，泻后次日，即致肚腹通身悉皆肿胀，绝口不食，因求治于余。或谓宜黄连、绿豆以解毒；或谓宜四苓、五皮以利水。余曰：大攻之后，岂非大虚之证乎？能再堪苦寒以败脾否？大泻之后，又尚有何水之可利？遂单用独参汤及温胃饮以培脾气，不数剂而复元如初。夫既以大泻，而何以反胀若是？因此一证，乃知大虚大寒而致成肿胀者，类多如此。_{新按。}

痞　块　三三

小儿多有痞块者，总由口腹无节，见食必啖，食上加食，脾胃化之不及，则胃络所出之道，未免渐有留滞。留滞不已，则日以益大，因成痞矣。或以感寒发热之后，胃气未清，此时最宜择食节食，若不知慎，则食以邪留，最易成痞，此实人所不知也。第痞块既成，必在肠胃之外，膜膈之间，故非可以消伐之剂推逐而去者。若但知攻痞，则胃气益弱，运化失权，不惟不能消痞，且致脾土亏损，则痞邪益横而变证百出矣。故治此者，当酌其缓急，专以调补胃气为主，外则用膏用灸，以拔其结络之根，庶为万全之策。

凡调理脾胃之法，若痞邪未甚，宜芍药枳实丸加减用之为善，或大健脾丸及杨氏启脾丸，皆可择用。若脾胃气虚，食少体瘦，宜五味异功散。若脾胃虚寒者，宜调中丸、温胃饮、五君子煎。若兼胃脘停积，食滞作胀者，宜保和丸、消食丸，或大、小和中饮。若胀急坚实，形气尚强，不得不泻者，宜赤金豆、白饼子。若痞久成热，致动阳明之火而牙口溃烂成疳者，宜芦荟丸、胡黄连丸或蟾蜍丸。此外，如贴痞膏及灸治之法，俱详载积聚门。

癫　痫　三四

钱仲阳曰：小儿发痫，因血气未充，神气未实，或为风邪所伤，或为惊怪所触，亦有因妊娠时七情惊怖所致。若眼直目牵，口噤涎流，肚膨发搐，项背反张，腰脊强劲，形如死状，终日不醒，则为痉矣。凡治五痫，皆随脏治之，每脏各有一兽之形，通用五色丸为主，仍参以各经之药。发而重者死，病甚者亦死。如面赤目瞪，吐舌啮唇，心烦气短，其声如羊者曰心痫。血虚者用养心汤；发热饮冷为实热，用虎睛丸；发热饮汤为虚热，用辰砂妙香丸。面青唇青，两眼上窜，手足挛掣反折，其声如犬者曰肝痫。肝之虚者，用地黄丸；抽搐有力为实邪，用柴胡清肝散；大便不通，用泻青丸。面黑目振，吐涎沫，形体如尸，其声如猪者曰肾痫，用地黄丸、紫河车丸之类。肾无泻法，故径从虚治之。面如枯骨，目白反视，惊跳反折，摇头吐沫，其声如鸡者曰肺痫。肺气虚者，用补肺散；面色萎黄者，土不能生也，用五味异功散；面色赤者，阴火上冲于肺也，用地黄丸。面色萎黄，目直腹满，自利，四肢不收，其声如牛者曰脾痫，用五味异功散；若面青泻利，饮食少思，用六君子加木香、柴胡。若发热抽掣，仰卧，面色光泽，脉浮者，病在腑，为阳证，易治；身冷不搐，覆卧，面色黯黑，脉沉者，病在脏，为阴证，难治。凡有此证，先宜看耳后高骨间，若有青脉纹，先抓破出血，可免其患。此皆元气不足之证也，须以紫河车丸为主，而以补药佐之。设若泛行克伐，复伤元气，则必不时举发，久而变危，多致不救。又有惊痫、风痫、食痫三种，治惊痫，宜比金丸、茯神丸、钱氏养心汤、辰砂妙香散、清神汤、虎睛丸之类主之，风痫用钱氏牛黄丸、消风丸、星苏散之类主之，食痫用妙圣丹主之。

薛立斋曰：妊娠若遇惊恐，则必内应于胎，故一月足厥阴脉养，惊则肝有病；二月足少阳脉养，惊则胆受病；三月手少阴脉养，惊则心受病；四月名为离经；五月足太阴脉养，惊则脾受病；六月足阳明脉养，惊则胃受病；七月手太阴脉养，惊则肺受病；八月手阳明脉养，惊则大肠受病；九月足少阴脉养，惊则肾受病。是脏腑纳气于丹田，自肝至肾，十经滋养而生，此则胎中所致也。若既生之后，或惊怪所触，或乳哺失节，或乳母饮食起居、六淫七情、脏气不平，亦致是证。须察见证属于何经，更别阴阳，以调补脾胃为主，否则不时举发，甚至不救。

附 按

薛氏治一小儿，患前证，吐痰困倦，半晌而苏，诸药不效，年至十三而频发。用肥厚紫河车生研烂，入人参、当归末，捣丸，桐子大，每服三五十丸，日进三五服，乳化下。一月渐愈。又佐以八珍汤痊愈。

又一儿七岁发惊痫，令其恣饮人乳后，发渐疏而轻。至十四复发，用乳不效，亦用河车丸数具而愈，常用加减八味丸而安。后至二十三岁复发而手足厥冷，仍用前法，佐以八味丸、十全大补汤而痊。

又治数小儿，皆以补中益气汤、六君子汤、六味、八味等丸，相间用之，皆得痊愈。

癫痫诸经义及大人证治诸法，俱详载癫狂门，所当参阅。

溺 白 三五

小儿便如米泔，或溺停少顷变作泔浊者，此脾胃湿热也。凡饮食不节者多有此证，然亦有气虚下陷而然者。若脉证兼火者，当清利，宜导赤散或四味肥儿丸。若饮食过伤兼胀滞者，宜保和丸、大安丸。若形气不足，或黄瘦，或呕泄者，宜五味异功散，或四君子汤，或补中益气汤。若肝肾火盛，移热膀胱者，必兼痛涩烦热，宜七味龙胆泻肝汤。若脾胃本虚而复兼湿热者，宜四君子汤加炒黄连。若只见溺白而别无烦热脉证，则但节其生冷水果及甘甜等物，不久自愈，切不可因其溺白而过用芩、连、栀子之类，多致伤脾而反生吐泻等证，渐至羸败者，是皆误治之害也，不可不察。

变　蒸 三六

巢氏云：小儿变蒸者，以长血气也。变者上气，蒸者体热。钱仲阳曰：变者易也。小儿在母腹中，乃生骨气，五脏六腑成而未全。自生之后，即长骨脉，脏腑之神志，自内而长，自下而上。故以生之日后三十二日一变蒸，即觉情志有异于前，何也？长生意志脏腑故也。何谓三十二日长骨添精神？盖人有三百六十五骨节，以应天数，内除手足中四十五碎骨外，共有三百二十数，自下生骨，一日十段而上之，十日百段，而三十二日计三百二十段为一遍，亦曰一蒸。凡一周遍，乃生虚热诸病，如是十周，则小蒸毕也。故初三十二日一变，生肾志；六十四日二变一蒸，生膀胱；九十六日三变，生心喜；一百二十八日四变二蒸，生小肠；一百六十日五变，生肝哭；一百九十二日六变三蒸，生胆；二百二十四日七变，生肺声；二百五十六日八变四蒸，生大肠；二百八十八日九变，生脾；三百二十日十变五蒸，生胃，此所谓小蒸毕也。又手厥阴经为脏，手少阳经三焦为腑，此一脏一腑俱无状，故不变不蒸也。太仓云：气入四肢，长碎骨，于十变后六十四日为一大蒸，计三百八十四日，又六十四日为二大蒸，计四百四十八日，又六十四日为三大蒸，计五百一十二日，至五百七十六日变蒸既毕，儿乃成人也。变者，生五脏也；蒸者，养六腑也。每经一变一蒸，情态即异，轻则发热微汗，其状似惊；重则壮热，脉乱而数，或汗或吐，或烦啼躁渴。轻者五日解，重者七八日解，其候与伤寒相似。其治法，平和者微表之，实热微利之，用紫霜丸、黑散子、柴胡散。有寒无热，并吐泻不乳多啼者，当归散、调气散主之。

薛立斋曰：《全儿方论》云：变蒸者，以长气血也。变者上气，蒸者发热也。轻则体热虚惊，耳冷微汗，唇生白泡，三日可愈。重则寒热脉乱，腹痛啼叫，不能乳食，食即吐呃，五日方愈。古方以黑散子、紫霜丸主之。窃谓此证，小儿所不免者，虽勿药可也。况前药乃属峻厉，非惟脏腑不能胜，抑且反伤气血，慎之慎之！余尝见一小儿，至二变发热有痰，投以抱龙丸一粒，卒至不救，观此可验矣。若不热不惊，略无证候而暗变者，盖受胎气壮实故也。景岳曰：小儿变蒸之说，古所无也，至西晋王叔和始一言之，继自隋唐巢氏以来，则日相传演，其说益繁。然以余观之，则似有未必然者，何也？盖儿胎月足离怀，气质虽未成实，而脏腑已皆完备。及既生之后，凡长养之机，则如月如苗，一息不容有间，百骸齐到，自当时异而日不同，岂复有此先彼后，如一变生肾，二变生膀胱，及每变必三十二日之理乎？又如小儿之病与不病，余所见所治者，盖亦不少，凡属违和，则不因外感必以内伤，初未闻有无因而病者，岂真变蒸之谓耶？又见保护得宜，而自生至长，毫无疾痛者不少，抑又何也？虽有暗变之说，终亦不能信然。余恐临证者有执迷之误，故道其愚昧若此，及如前薛氏之戒，皆不可不察也。明达者以为然否？

小儿下论列方 三七

理中汤热一

理中丸同上

十全大补汤补二十

养中煎新热四

温胃饮新热五

六味地黄丸补一二十

理阴煎新热三

胃关煎新热九

八味地黄丸补一二一

四君子汤补一

五君子煎新热六

加减八味丸补一二二

六君子煎补五

归脾汤补三二

补中益气汤补三十

八珍汤补十九

白术散和三十

人参养营汤补二一

生脉散补五六

逍遥散补九二

参术二陈煎_{新和四}

六安煎_{新和二}

二陈汤_{和一}

芍药枳术丸_{新和十六}

大安丸_{小三六}

大健脾丸_{和八五}

启脾丸_{和八六}

和胃饮_{新和五}

排气饮_{新和六}

大和中饮_{新和七}

小和中饮_{新和八}

竹茹汤_{和一二一}

地黄清肺饮_{小六九}

五苓散_{和一八二}

泻黄散_{寒五七}

钱氏养心汤_{小五九}

四苓散_{和一八七}

胃苓汤_{和百九十}

朱砂安神丸_{寒一四二}

益元散_{寒百十二}

小分清饮_{新和十}

辰砂妙香散_{固十五}

兰香散_{小百十}

玉泉散_{新寒十五}

东垣清胃散_{寒五四}

柴胡散_{小二一}

导赤散_{寒一二二}

葛花解醒汤_{和一二四}

星苏散_{小二四}

香连丸_{寒百十三}

五物香薷饮_{和百七十}

比金丸_{小百}

消风丸_{小百四}

十味香薷饮_{和一七一}

妙圣丹_{小百五}

紫河车丸_{小百七}

橘皮竹茹汤_{和一二二}

消食丸_{小三七}

胡黄连丸_{小一二二}

藿香安胃散_{热七一}

黄连丸_{小一三一}

如圣丸_{小一二六}

竹叶石膏汤_{寒五}

紫霜丸_{小百三十}

木香丸_{小百二十}

龙胆泻肝汤_{寒六三}

白饼子_{小三九}

抱龙丸_{小八五}

钱氏牛黄丸_{小九二}

黑散子_{未收}

麻 疹 _全

述 原 一

景岳子曰：痘之与疹，原非一种。虽痘之变太多证，而疹之收敛稍易，然疹之甚者，其势凶危，亦不减于痘，最为可畏。盖疹毒痘毒，本无异也，第古人重痘而忽疹，多不详及，使后人无所宗法，余实怅之。自得罗田万氏之刻，见其理透法精，鄙念斯慰。今悉从其训，备述于此，虽其中稍有裁订，亦不过正其疑似，详其未详耳。使此后患疹者，幸获迷津之指南，亦以见万氏之功为不少矣。

名 义 二

疹者，痘之末疾，惟二经受证，脾与肺也，内应于手足太阴，外合于皮毛肌肉，是皆天地间沴戾不正之气，故曰疹也。然其名目有异，在苏松曰沙子，在浙江曰蒵子，在江右湖广曰麻，在山陕曰肤疮、曰糠疮、曰赤疮，在北直曰疹子。名虽不同，其证则一。但疹在痘前者，痘后必复疹，惟痘后出疹者，方为结局。

疹逆顺 三

万氏曰：疹以春夏为顺，秋冬为逆，以其出于脾肺二经，一遇风寒，势必难出，且多变证，故于秋冬为不宜耳。夫天行不正之气，致为人之痘疹，然古人于痘疹二字，始终归重于痘，并不分别疹为何物，岂可以二证归于一证耶？想当时重痘不重疹，故尔略之，致使后人不得心法，因而害事者，往往有之。今以吾家四代传流，以及今日心得之法，开载于后，用此应痘，定不差矣。敢有毫厘隐匿，天其鉴之。

疹　脉四

凡出疹，自热起至收完，但看右手一指，脉洪大有力，虽有别证，亦不为害，此定存亡之要法也。

景岳曰：按此即阳证得阳脉之义，若细软无力，则阳证得阴脉矣，元气既弱，安能胜此邪毒？是即安危之基也。故凡诊得阴脉者，即当识为阴证而速救元神，宜用伤寒温补托法参酌治之。若执以麻疹为阳毒而概用清寒，则必不免矣。

疹　证五

疹虽非痘之比，然亦由胎毒蕴于脾肺，故发于皮毛肌肉之间，但一时传染，大小相似，则未有不由天行疬气而发者，此其源虽内发，而证多属表。故其内为胎毒，则与痘证同；外有表邪，则与伤寒类。其为毒也，总由君相二火，燔灼太阴，而脾肺受之。故其为证，则有咳嗽喷嚏，面肿腮赤，目胞浮肿，眼泪汪汪，鼻流清涕，呵欠闷顿，乍凉乍热，手足稍冷，夜卧惊悸，或恶心呕哕，或以手掐面目唇鼻者，是即出疹之候，便宜用解毒散邪等药，不使留停于中，庶无他患。且凡是疹证，必其面赤，中指冷而多嗽，又必大热五六日，而后见红点遍身，此其所以与痘、与伤寒有异也。

痘欲尽发而不留，疹欲尽出则无病。邪气郁遏则留而不去，正气损伤则困而不伸。毒归五脏，变有四证，归脾则泄泻不止，归心则烦热不退而发惊，归肺则咳嗽血出，归肾则牙龈烂而疳蚀。

程氏曰：麻疹初出，类伤风寒，头疼咳嗽，热甚，目赤颊红，一二日内即出者轻，必须解表，忌见风寒、荤腥、厚味，如犯之，恐生痰涎，变为惊搐，必致危矣。如初起吐泻交作者顺，干呕霍乱者逆，欲出不出者危亡立至。

徐氏曰：痘自里而出于脏，故重；疹自表而出于腑，故轻。

景岳曰：痘疹之属有四种：曰痘，曰疹，曰麻，曰斑也。痘则陆续渐出，自小而大，或稀或密，部位颗粒有辨也；疹则一齐发出，大者如苏子，次者如芥子，小者如蚕子，而成粒成片者也；麻则最细而碎，如蚊迹模糊者是也；斑则无粒，惟成片红紫，如云如锦者是也。大都疹与麻斑同类，即发斑伤寒之属，而痘则本非其类也。盖痘毒本于肝肾，出自中下二焦，是以终始不妨于食，而全赖水谷为主，所以能食则吉，不能食则凶。故治痘者，不可不顾脾胃。麻疹之毒，则由表邪不解而内犯太阴阳明，病在上中二焦，所以多不能食，故治麻疹者，但宜解散火邪，邪散则自能食矣。是痘疹之治，当各有所重者如此。

疹　期六

出疹之候，初热一日，至次日鸡鸣时，其热即止，只存五心微热，渐见咳嗽鼻流清涕，或腹中作痛，饮食渐减，至申酉之间，其热复来。如此者四日，用手满按发际处甚热，其面上热少减二三分，咳嗽连声，面燥腮赤，眼中多泪，喷嚏频发，或忽然鼻中出血，至五日，其热不分昼夜，六日早时，其疹出在两颊下，细细红点，至午时，两手背并腰下及浑身，密密俱有红点，七日普遍炀发，其鼻中清涕不流，喷嚏亦不行，七日晚，两颊颜色渐淡。此验出疹之要法。

凡疹热六日而出，一定之规也。若医人无识，用药太早，耗散元气，及至出时，变害多矣。或嗽而变喘，或出一二日即隐，或作大泻，或合目而喘，此医人用药不当之害也。吾家治法，定不在五日内用药，必待见疹，方用徐徐升表。然用药亦有次第，凡一剂必作十余次饮之，况疹在皮肤之间，若作一次服，则药性催之太急，每致谵语烦躁，故当慎之。

景岳曰：按此万氏之法，谓医人用药太早，恐致耗散元气，故必待见点而后施治，及作一次服，恐药性催之太急，皆惟恐无益而反以致害，此固其心得之法也。然以愚见，则医有高下，药有宜否，但使见有确真，发无不当，则于未出之前，或解或补，必有得愈防之力，以潜消其毒者；既出之后，亦必有善调之方，而不致催急者，此在善与不善，或不嫌早与不早也。尝见庸流之误治者多，是诚不服药为中医也。此万氏之说所以不可不遵。

凡疹热，五六日必出矣，医人用药见不能散，父母见药不效，医人见热嗽不能除，或以别证治之，主家又或更医，此世之所以误者多矣。

麻疹初热七

麻疹发热之初，与伤寒相似，惟疹子则面颊赤，咳嗽喷嚏，鼻流清涕，目中有泪，呵欠喜睡，或吐泻，或手掐眉目，面赤为异耳。但见此候，即是疹子，便宜谨避风寒，戒荤腥厚味。古法用升麻葛根汤以表散毒邪，余制透邪煎代之更佳，或柴归饮亦妙。但使皮肤通畅，腠理开豁，则疹毒易出，不可作伤寒妄加汗下也。妄汗则增热而为衄血、咳血，为口疮咽痛，为目赤肿，为烦躁干渴，为大小便不通；妄下则里虚，为滑泄，为滞下。经曰：必先岁气，毋伐天和。言不可妄汗妄下也。

凡疹初热疑似之间，切不可轻易用药。纵有他证，必待五日，腮下见疹，方可用升表之剂。嗽多，连打嚏喷，鼻流清涕，或流鼻血，饮食减少，好饮凉水，只宜调理饮食，戒面食荤腥。

疹子初发热时，未见出现，咳嗽百十余声不已，上气喘急，面目胞肿，时卧时起，此火毒内蒸，肺叶焦举，宜甘桔汤合白虎汤加牛蒡子、薄荷主之。如疹出之时，咳嗽口干心烦者，此毒在心肺，发未尽也，泻白散加天花、连翘、玄参、黄连主之。

疹子欲出未出之时，宜早为发散以解其毒，则无余患。若不预解，使之尽出，多致毒蓄于中，或为壮热，日久枯瘁，或成惊痫，或为泻痢，或为咳血喘促，或作疳蚀而死。此虽一时戾气之染，然未有不由于人事之未尽也。

疹出没八

疹子出没，常以六时为准。假如子后出，午后即收，午后出，子后即收，乃阳生阴成，阴生阳成，造化自然之数也。凡此旋出旋收者轻。若一出连绵，三四日不收者，乃阳毒太甚，宜大青汤，或用荆芥、牛蒡子、甘草、玄参、石膏、桔梗主之。若逡巡不出者，乃风寒外束，皮肤闭密也，宜荆防败毒散主之。

疹已出而复没者，乃风寒所逼而然。若不早治，毒必内攻，以致痒塌而死。急用升麻汤加荆芥、牛蒡子、甘草热服，则疹必复出而安矣。

发热六七日以后，明是疹子却不见出，此必皮肤坚厚，腠理闭密，或为风寒所袭，或曾有吐泻，皆能伏也，急用托里散表之剂，如麻黄汤去杏仁，加蝉蜕、升麻，外用胡荽酒之类。如一向未更衣者，必毒甚于内，伏而不出，《局方》凉膈散加牛蒡子主之。

疹子只怕不能得出，若出尽则毒便解。故治疹者，于发热之时，当察时令寒暄，酌而治之。如时证大寒，以桂枝葛根汤或麻黄汤发之。时证大热，以升麻葛根汤或合人参白虎汤发之。不寒不热，以荆防败毒散发之。如兼疫疠之气，以人参败毒散发之。如尽一剂不出，再作本汤服之，外用胡荽酒，又以苎麻蘸酒遍身戛之，务令亟出。如三四作更不出，加腹中胀痛，气喘昏闷，则死证也。

景岳曰：按此万氏之法，极得随时制宜之善，已尽发表之义矣。然发表之义，亦最不易，即如营卫不足而疹有不能出

者，其证甚多，若徒知发之而不知滋之，则营卫有弱者，非惟
不能发，而且恐穷其源矣。此其或在脾胃，或在血气，必得其
神，庶乎有济。如伤寒三表之法，实亦有关于此。

疹毒出尽，则邪气解散，正气自然和平。如发热烦闷，或
呕吐，或泄泻，此毒邪壅遏，尚未出尽也。烦热者，黄连解毒
汤。呕泄者，柴胡橘皮汤。并外用胡荽酒，及苎麻戛法如前。
待疹子出尽，则烦热自去，呕吐自止矣。

疹有既收而余毒未尽，至三日之外又复发出，或至五六次
不已者，此因发热之时，不避风寒，致令邪气郁于肌肉之间，
留连不散，虽曾解散，终属未畅耳。若兼杂证，亦当随证
治之。

疹形色九

凡看麻疹初出之法，多于耳后、项上、腰腿，先见其顶尖
而不长，其形小而匀净者吉也。若色见通红，则疹发于心。红
者，火之正色也。若疹色淡白者，心血不足也，养血化斑汤主
之，或四物汤加防风。色大红焰或微紫者，血热也，或出太甚
者，并宜大青汤主之，或四物汤去川芎加柴胡、黄芩、干葛、
红花、牛蒡子、连翘，凉血滋阴而热自除，所谓养阴退阳之
义，亦五死一生之证也。若黑色者，则热毒尤甚，而十死一生
之证，此尤不可不明察之而混为施治也。

凡疹初出色赤者，毒盛之势也。但大便调，咳嗽多，右手
一指脉轻重取皆有力，虽势重不碍，但当随证调理。若嗽少，
右手一指脉无力，虽三日后收，其浑身疹疮变为紫色，壅结于
皮肤之间，若用解利之药，其色渐转红色，嗽多流涕，颇思饮

食者生。若投二三剂难变者，难疗也。

疹 涕+

凡疹出至二三日，必两鼻俱干。待收完，看毒气轻者，清涕即来，就思饮食，此不必服药。若清涕来迟，不思饮食者，须要清肺解毒，必俟清涕出，方可不用药。

疹吉凶+一

或热或退，五六日而后出者轻。

透发三日而渐没者轻。

淡红滋润，头面匀净而多者轻。

头面不出者重。

红紫黯燥者重。

咽喉肿痛不食者重。

冒风没早者重。

移热大肠变痢者重。

黑黯干枯，一出即没者不治。

鼻扇口张、目无神者不治。

鼻清粪黑者不治。

气喘，心前吸者不治。

总论治法+二

疹喜清凉而恶湿，痘喜温暖而恶凉。此固其大法也。然亦当有得其宜者，如疹子初出，亦须和缓则易出，所以发苗之初，只要发出得尽，则疹毒便解，非若痘之苗而秀，秀而实，而后毒解也。痘子成熟之时，若太温热，则反溃烂不收，是痘之后亦喜清凉也。故治痘疹者，无过热，无过寒，必温凉适宜，使阴阳和平，是为得之。

痘宜内实，可用补剂；疹忌内实，只惟解散，惟初热发表时略相似耳。既出之后，痘宜补气以生血，疹宜补阴以制阳。何也？盖疹热甚则阴分受其熬煎，而血多虚耗，阴金被克，故治以清火滋阴为主，而不可稍动其气。若燥悍之剂，首尾皆深忌也。世知痘证所系之重，而不知疹之杀人尤甚，方书多忽而不备，良可太息也矣。

斑疹之毒，皆由于火。《内经》曰：赫曦之纪，其病疮疡。故或遇二火司天，或司运之岁，肺金受制，感而发者居多。轻则如蚊迹之状，或垒肿于皮肤间，名曰瘾疹；重者如珠点红晕，或片片如锦纹，名曰斑疹。大抵色赤者吉，色黑者凶。其证似伤寒发热，凡三四日而出，七八日而靥也。凡此之类，皆属邪热，治之之法，惟辛凉解利而已。即若吐泻，亦断不可用温补也，如豆蔻、干姜之类，切勿轻用。而初发之时，尤不可大汗，只宜升麻葛根透邪煎之属微表之耳。故用宜斟酌，有不可一概取必也。

标出不红，现而发热转甚，或头痛身痛烦躁者，升麻汤或透邪煎。

色赤稠密，身痛烦躁者，升麻汤加紫草、连翘。

寒热并作，头痛背强者，升麻汤加羌活、防风、连翘。

头项面肿，升麻汤加牛蒡子、荆芥。若脉强火盛热渴者，宜清降其火，以白虎汤加减用之。

自汗烦渴，气壅脉数者，化斑汤。

身热烦渴，泄泻者，柴苓汤或四苓散。如夏月，益元散。

热甚，小便赤涩，谵语惊恐者，导赤散、四苓散加辰砂。夏月，益元散加辰砂。

咳嗽甚者，二母散、麦门冬汤、清肺汤。

喘者，小柴胡汤去人参，加五味子。

热甚鼻衄，或便血溺血热甚者，黄连解毒汤。血甚者，犀角地黄汤。

伤食呕吐，六君子汤加藿香、干葛，或减去人参；热甚呕吐者，解毒汤；小便不利而呕吐者，四苓散；一二日不通者，导赤散。

大便秘结，发热身痛者，大柴胡汤；腹胀气喘者，前胡枳壳汤。

咽喉不利，甘桔汤。兼风热咳嗽者，加防风。

寒热往来似疟，小柴胡汤。如兼咳嗽，去人参。

靥后身热不除者，升麻汤，或去升麻加黄芩、黄连各酒炒用。

下痢赤白腹痛者，黄芩芍药汤，或加枳壳；身热腹痛者，解毒汤。

余毒未尽，变生痈疽疮疖者，升麻汤加防风、荆芥、牛蒡子。

景岳曰：按以上万氏治疹诸条，皆极详妥。然其中惟泻痢、气喘二证则最多疑似。盖二证之由疹毒，固当如其治矣。然有不因疹毒者，如俗医但见是疹，无不概用寒凉，不知有可凉者，有不可凉者。其有脾气本弱而过用寒药，或以误食生冷致伤脾胃而为泄泻者，亦多有之，此一证也，虽曰由疹而发，而实非疹毒之病矣。但察其别无热证热脉，而兼之色白气馁者，便须速救脾气，急从温补，宜温胃饮、五君子煎、胃关煎之类主之。若执谓疹毒不可温，则无不危矣。此医之当知本也。又如气喘一证，大有虚实。盖十喘九虚，若察其本非火证，又非外邪，而或以大泻，或以大汗而致喘者，必皆气脱之候，此非六气煎或贞元饮必不可也。凡此二者，皆不可不加细察，而或者以气促作气喘，则万万大误矣。又痘疮总论中，有因人因证之辨，与此麻疹实同一理，所当参阅。故不可以麻疹之邪，悉认为实火，而不知虚火之为害也。

徐东皋曰：痘难疹易之说，此俗谈耳。其有胃气原弱，所感入深，又或因泻利而发有不快，或发之未透而随现随隐，久之邪气渐入于胃，必泄泻不已，出而复出，加之喘促，则必危矣。凡若此者，又岂可以易言哉？所以但有出疹，若见虚弱，急当先补脾胃；其有欲出不出，急当托里发表以助之。且首尾俱不可泻，一如痘证同也。

疹禁忌十三

凡疹疮发表之后，红影出于肌肤，切戒风寒生冷。如一犯之，则皮肤闭密，毒气壅滞，遂变浑身青紫，而毒反内攻，烦躁腹痛，气喘闷乱，诸证作矣。欲出不出，危亡立至，医家病家皆不可不慎。

疹疮之证，全在调治，禁忌如鸡鱼炙煿、盐醋五辛之类，直过七七之后方可食之，惟宜食淡，不可纵口，致生他疾也。若误食鸡鱼，则终身皮肤粟起如鸡皮之状，或遇天行出疹之时，又令重出；误食猪肉，则每岁凡遇出疹之月，多有下利；误食盐醋致令咳嗽，则每岁出疹之月，必多咳嗽；误食五辛之物，则不时多生惊热，此痘疹之家皆所当慎也。

疹发热十四

疮疹非热不出。凡疹子欲出，必遍身发热，或烦躁，或头眩，或身体拘急。及既出，则身便凉，诸证悉解。此一层疹子随即收者，极轻者也。如疹子既出而热甚不减，此毒盛者也，宜大青汤解其毒。便涩者，宜黄连解毒汤合白虎汤，或大连翘饮解其里。大便不通者，《局方》凉膈散加牛蒡子主之。

疹喘嗽十五

凡疹证多嗽，此顿出顿入之势也。但有疹毒，须假嗽多而散，故疹后旬日之内，尚宜有嗽，切不可见嗽多而治嗽也，宜慎之。疹证属肺与脾胃，肺受火邪则嗽多，嗽多则顿出头面并及四肢。大肠受火邪，则上连脾胃而为泄泻。若早泻则嗽必减而变为喘，盖喘嗽二者皆属于肺。然嗽实喘虚，得嗽者出，得喘者入。入则合眼多痰，胸满腹胀，色白而毒不尽出，证则危矣。此疹之宜嗽不宜喘，而最不宜于泄泻也。

疹吐泻十六

凡疹子初起，发热吐利，纯是热证，不可作寒论。此乃火邪内逼，上焦则多吐，下焦则多利，中焦则吐利并作。自利者，宜黄芩汤；吐利者，宜黄芩汤加半夏二钱、生姜三片；自利里急后重，宜黄连解毒汤合益元散。

凡疹出一二日，或三四日，忽然大泻嗽多者，用升表之药，加以分利治之。若泻而兼喘，复见闷乱摇头者，凶。

麻疹现后，大便下脓血，或因泄泻而变成脓血者，或径自利者，但看疮疹出多而色红，又多嗽者，只宜表疹。俟其收后，方宜解毒，兼治其痢。

疹之初起，最忌泄泻。然亦有始终泄泻而不妨者，禀之强弱异也。若因泻嗽减而变为喘者则危矣，详前喘嗽条。

身热烦渴泄泻者，柴苓汤、四苓散。如热甚或夏月，益元散。

疹后作痢，亦有看手咬指甲，撕口唇皮，及咬人等证，当以解毒分利药治之。若所下稠涎，红白相兼者，务要用解毒之药。若昼夜有三五十次，渐减至二三次，或渐多嗽，右手一指脉渐起，清涕复来者，方可望生。若痢变煤色，或成屋漏色，或如青菜色，肛门如筒，喘促音哑，饮食不进，午后腮红，皆不治。

景岳曰：自古方书，凡发挥未尽，及用治未当者，间亦有之，而惟于泄泻一证则尤其为最，何也？盖古人以泄泻为热者什九，故多用河间黄芩芍药汤为主治，而不知凡属泄泻，最多脾肾虚寒也。即如出疹一证，虽有由疹毒而泻者，然果系实热，多不作泻，但致泻者，率由脾胃之弱。若但知清火解毒，则脾必日败，而渐成屋漏、青菜色，及气促、绝食不治之证矣。病而至此，岂犹热耶？总属误耳。故凡治泄泻者，即虽是疹，亦必察其有无热邪。如无热证热脉，即当于痘疮泄泻条求法治之，庶最危者犹可望其生也。故余于诸法之外，而独言其要者有如此。

疹饮食十七

凡出疹者，多有五六日不饮食，此胃为邪气所侵，亦为邪气所养，故不食亦不妨。切不可着意治之，只宜治疹。疹疮出尽，毒气渐解，即思饮食。尤不可与面食，虽用粥饮，每次只可少与，候气清神爽，身全不热，渐渐加添，但宜少而频也。

凡出疹之先，平昔过用面食者，或正出时吃面食者，或胃气渐开即思面食而用早者，因动胃火，以致清涕不来，身体作热，两眼看手，咬指抠鼻，撕口唇皮，及撕眼札毛者，此皆疹后食复之病也；当清肺解毒加消导之剂治之。

疹饮水十八

凡患疹之人，不拘大小，自起至收，必皆喜饮凉水，此不必禁，但宜少不宜多，宜频不宜顿，则毒气随之渐解。

疹　渴十九

凡疹子渴喜饮水，纯是火邪，肺焦胃干，心火内亢故也。初热发渴者，升麻葛根汤加天花粉、麦门冬。渴甚者，人参白虎汤合黄连解毒汤主之。

疹汗衄二十

凡疹子发热，或自汗，或鼻衄者，不须止之，此亦散越之义。汗者，毒从汗散；衄者，毒从衄解，但不可太过。如汗太多，人参白虎汤或合黄连解毒汤；衄太多者，玄参地黄汤。

疹躁妄狂乱 二一

凡疹有初热而见烦扰谵妄狂乱者，宜升麻葛根汤调辰砂益元散主之。

疹收之后，余热未尽，日夜烦躁，谵语狂乱者，辰砂益元散用灯心汤调下，或四苓散加灯草、黄连、黄芩，调水飞朱砂五分主之。

疹咽痛 二二

痘疹咽痛亦是常候，乃火毒上熏而然也，勿以喉痹同论，妄用针刺。盖此非喉痹痛肿，原无恶血可去也。痘疹喉病，只是咽干作痛，宜甘桔汤加牛蒡子，或射干鼠黏子汤，细细咽之，更以玉钥匙吹之。

疹唇口疮 二三

凡出疹之先，或有胃火，及出疹之后，余毒不散，此热毒收于牙龈上下，故并唇口生疮。遇有此证，每日用温米泔水洗十余次，急用解毒之药治之。若或失治，多变走马疳也。

疹腹痛 二四

凡疹初热一日至五六日之间，多有腹痛之证，此大肠之火郁于皮窍于中，故作腹痛。俱不可认作伤食，用消导之药，或以手揉，俱能致害。但解疹毒，毒散则腹痛自止，最宜慎之。

疹后诸证二五

凡疹后余毒未尽,随当解之。若停留日久不解,则必致喘嗽,或喉中痰响,或为四肢冷痹,或目无光彩,面色青白,或鼻孔如烟筒,或嗽声不出。若右手一指脉轻取散乱,重按全无,则成难治之证矣。

疹子收后身有微热者,此虚热也,不须治之,待血气和畅,其热自退。若热势太甚,或日久不减,宜用柴胡麦门冬散,甚则黄连解毒汤,或合人参白虎汤。

疹后热不退而发枯毛竖,肉消骨立,渐渐羸瘦,为骨蒸痨瘵之证者,宜万氏柴胡四物汤主之,或芦荟肥儿丸加当归、连翘治之。迟则变证,为睡则露睛,口鼻气冷,手足厥逆,遂成慢脾风瘈疭,不治之证矣。

疹后热不除,忽作搐者,不可以急惊风同论,宜导赤散加人参、麦门冬,送七味安神丸。小便清者可治,短少者难治。如见多痰,或用抱龙丸,或以四物汤加麦门冬、枣仁、淡竹叶、甘草、龙胆草、黄连、茯苓、辰砂、石菖蒲之类治之,或以此药为末,用蒸饼、猪心血为丸服亦可。

疹退后多有咳嗽之证,若微嗽不已者,此余毒未尽也,用清肺饮加生甘草、牛蒡子主之。若嗽甚气逆,发而不已者,此肺中伏火,金虚叶焦也,宜清肺饮,或清肺汤合人参白虎汤、六一散之类主之。若身热顿嗽,甚至饮食俱呛出,或咳出血,皆热毒乘肺而然,宜多用门冬清肺汤,或加连翘,或清金降火汤主之。若咳甚而面浮目肿,胸高喘急,血出口鼻,面色青赤,昏躁摇头者,死证也。又有肺气本虚,为毒所逼而发喘不已，但无嗽血呛食等证者，宜用清肺饮倍加人参治之。不可拘于肺热之说而纯用清肺解毒之药也。

疹后余热未尽，或热甚而失血者，四物汤加茵陈、木通、犀角以利小便，使热气下行则愈。若血在上者，去川芎。

疹后余毒入胃，久而不散，以致牙龈黑烂，肉腐血出，臭气冲人者，名为走马疳，用马鸣散主之，甚者急用人中白、芦荟、使君子、龙胆草、黄连、五灵脂，浸蒸饼为丸，滚水服之，以清胃火。若面颊浮肿，环口青黑，齿脱唇崩鼻坏者，死证也。

疹退之后，饮食如常，动止如故，乃卒然心腹绞痛，遍身汗出如水者，此因元气虚弱，失于补养，外虽无病，里实虚损，偶然为恶气所中，谓之中恶。此朝发夕死之证。

附麻疹二六

痘之外有疹，疹之外又有麻疹。麻疹者，亦疹之类，即斑疹也。但正疹则热至五六日而后一齐涌出，出皆粒粒成疮，非若麻疹之皮红成片也。且麻疹之出，则不拘三四日，以火照之，遍身如涂朱之状，此将出之兆。出则细碎，皮红成片，如蚊蚤之迹者，即麻疹也。亦或有六日始出，出而又没，没而又出，不过一周时许。世俗谓一日三出，三日九出，后方齐出透彻。然亦有不拘者，只三日间，从面至胸背手足，虽随出随没，然只要出透，以遍身红润者为美。重者遍身膨胀，眼亦封闭。色有赤白微黄不同，只要红活，最嫌黑陷，及面目胸腹稠密，缠锁咽喉者为逆，发不出而喘者即死。所谓麻者，以遍身细碎如麻，无有空处故也。然又有遍身但红而绝无斑点者，是又谓之火丹，亦其类也。故痘家有夹疹、夹麻、夹丹等证，总皆热毒所致，俱当详辨也。

麻疹初起，呵欠发热，恶寒咳嗽，嚏喷流涕，宜升麻葛根汤加苏叶、葱白以解肌，切忌大汗。若潮热甚者，加芩、连、地骨皮；谵语者，调辰砂益元散；咳嗽加麻黄、杏仁、麦门冬、石膏；咳甚热甚者，用凉膈散加桔梗、地骨皮；泄泻者，宜四苓散；便红，合犀角地黄汤；吐血衄血，用犀角地黄汤加山栀；小便赤，加木通；寒热似疟，小柴胡汤。

麻疹已出，烦躁作渴者，解毒汤合白虎汤；喘而便闭者，前胡枳壳汤加五味子；便秘甚者，小承气汤；谵语溺闭者，导赤散；小便如泔者，四苓散加车前、木通；谵语如狂者，解毒汤调辰砂益元散；大小便血者，犀角地黄汤合解毒汤；吐血衄血，解毒汤加炒山栀、童便；泄泻，解毒汤或四苓散；喘兼泄泻，溺赤涩者，柴苓汤；烦热大渴作泻者，白虎汤加苍术、猪苓；热盛干呕者，解毒汤；伤食呕吐，四君子汤；夏月因热作呕，四苓散加人参。

麻证初起，及已出已没，一切杂证，俱与痘疹大同，但始终药宜清凉，虽曰麻喜清凉，痘喜温暖，不易常道。然虚则补，实则泻，寒则温，热则凉，方是医家玄妙，故治麻亦有血虚而用四物汤，气虚而用四君子汤，伤冷则温中、理中之药，皆当因证而用也。

麻证收后，余毒内攻，凡寻衣摸床，谵言妄语，神昏志乱者，死。如热轻而余毒未除，必先见诸气色，若有所见，须预防之，始终以升麻葛根汤为主，或四味消毒饮，或六味消毒饮、解毒汤，随证选用，仍忌鱼腥葱蒜等物。

水　痘 二七

凡出水痘，先十数点，一日后，其顶尖上有水泡；二日三日，又出渐多；四日浑身作痒，疮头皆破，微加壮热即收矣。但有此疾，须忌发物，七八日乃痊。

水痘亦有类伤寒之状，身热二三日而出者，或咳嗽面赤，眼光如水，或喷嚏，或流涕，但与正痘不同，易出亦易靥，治而清热解毒为主。

麻疹论列方 二八

四君子汤 补一

五君子煎 新热六

六君子汤 补五

四物汤 补八

六气煎 新因二一

人参败毒散 散三六

化斑汤 寒三

白虎汤 寒二

人参白虎汤 寒三

小柴胡汤 散十九

大柴胡汤 攻七

荆防败毒散 痘三一

甘桔汤 因一七五

解毒汤 痘五一

黄连解毒汤 寒一

麻黄汤_{散一}

升麻汤_{痘一三九}

升麻葛根汤_{散三十}

透邪煎_{新因二三}

托里散_{痘四}

《局方》凉膈散_{攻十九}

柴归饮_{新因十五}

清肺饮_{痘八七}

清肺汤_{痘一四五}

柴胡橘皮汤_{痘二九}

仲景黄芩汤_{寒百五}

二母散_{痘百五十}

射干鼠黏子汤_{痘七七}

麦门冬汤_{痘一四二}

导赤散_{寒一二二}

万氏柴胡四物汤_{痘一四三}

四苓散_{和一八七}

柴苓汤_{和一九二}

养血化斑汤_{痘十八}

小承气汤_{攻二}

益元散_{寒百十二}

门冬清肺汤_{痘一四七}

大青汤_{痘一五三}

泻白散_{寒四二}

清金降火汤_{痘一四九}

温胃饮_{新热五}

贞元饮_{新补十九}

柴胡麦门冬散_{痘二四}

胃关煎_{新热九}

抱龙丸_{小八五}

玄参地黄汤_{痘八六}

大连翘饮_{寒七八}

玉钥匙_{因一九三}

七味安神丸_{小七二}

胡荽酒_{痘百一八}

马鸣散_{痘一三八}

犀角地黄汤_{寒七九}

四味消毒饮_{痘四八}

六味消毒饮_{痘四九}

芦荟肥儿丸_{小百十四}

桂枝葛根汤_{痘三七}

前胡枳壳汤_{痘九四}

黄芩芍药汤_{寒百九}

备用方

俱列痘疹方末，所当详阅。

痘疮 上

总 论一

痘疮一证，俗曰天疮。原其所由，实由胎毒内藏，而复因时气外触，其毒乃发，故传染相似，是亦天行疫疠证也。但考之《内经》，则只言疡胗，即今斑疹之属也。故自越人、仲景、元化、叔和诸公，皆无一言及痘，可见上古本无是证，而今则何以有之？愚谓近代之毒，必以醇酒五味造作太过，较古人之恬淡相去远矣。或者未信余言，第观藜藿膏粱之家即有不同，今之北虏亦不出痘，原其所由，实由是耳。岂果彼无胎毒耶？故凡多遭此害者，当以余言熟味之。

痘疮变幻百出，虚中有实，实中有虚，要非曲学偏见者可以窥其堂室，若目力心思一有不到，则害不小矣。设或知证而不知形，则无以洞其外；知形而不知脉，则无以测其内；知脉而不知本，则无以探其源；知本而不知因，则无以穷其变；知因而不知药，则无以神其治。只此数事，今医果能全之否？设有不能而强以为能，则致害于人，获罪于天，能无畏乎？故余于痘疹一门，留心既久，积验已多，因搜采先哲之最精于此者，如文中陈氏、仲阳钱氏、立斋薛氏、罗田万氏、晨峰程氏、东皋徐氏、改斋友氏，并其他杂录等书，有述其旧者，有发其未发者，有剖其疑似者，有因涉历而吐其心得者，尽我愚衷，集而成帙。痘疹玄秘，似无出此。

初辨痘证 二

痘疹发热，大抵初时与伤寒相似。然伤寒之邪从表入里，故见各经之证；痘疹之毒则从里出表，故见五脏之证。如呵欠闷顿，肝证也；乍凉乍热，手足梢冷，多睡，脾证也；面燥腮赤，咳嗽喷嚏，肺证也；惊悸，心证也；肌凉耳冷，肾证也。又观心窝有红色，耳后有红筋，目中含泪，或身热，手指皆热，惟中指独冷，乃知是痘证也，便当察其虚实，随证治之。

辨痘歌

五指梢头冷，惊来不可当；若逢中指热，必定是伤寒；中指独自冷，麻痘证相传；女右男分左，分明好细看。

看耳歌

两耳红筋痘必轻，紫筋起处重沉沉；急须用药相攻治，十个难求三五生。

看痘法

凡初看痘法，以纸捻蘸油照其颗粒，次以手摸面颊，如红色随手转白，随白转红，谓之血活，生意在矣。若揩之不白，举之不红，是谓血枯，纵疏亦危。又看目睛神光，口唇舌尖，红活如常，无燥白之色，乃为吉兆，自可无忧。此观痘疹之大治。

察脉法

凡看痘之法，一见发热，即当先察其脉。盖凡痘疮将出者，未见形迹，必先发热；既见发热，脉必滑数。但微见滑数有神而不失和缓之气者，其痘必轻而少；若滑数加倍而犹带和

缓者，其痘必多而重，尚亦无害；若滑数之甚，又兼弦躁，或
兀急无神而全无和缓之气者，其痘必甚而危。故余于初熟时，
便能断其吉凶，人多惊服，而不知所窥在脉也。凡诊此之法，
但全握小儿之手，而单以拇指诊之，亦最易也。看疹之法，此
为第一，而今医多不知之，亦以古人之未之及耳。

认痘法

凡痘疮紧小充实者，名曰珍珠痘，此则易壮易靥。高大饱
满者，名曰大痘，此则早壮而迟收；四围起而中心陷者，名茱
萸痘；平扁不突者，名曰蒸饼痘，此则有凶有吉，稀者轻，密
者重。

论　脉三

痘自发热以至起胀，毒从内出，阳之候也，脉宜浮大而
数，不宜沉细而迟。自灌脓收靥以后，毒已外解，阴之候也，
脉宜和缓，不宜洪数。又曰：痘疮之脉，中和为贵，不可过于
躁疾，或见微小。故曰：脉静身凉者生，脉躁身热者死。又：
阳病得阴脉者死。大抵四时以胃气为本，胃气者，以四时之脉
而皆兼和缓，即胃气也。盖滑数浮洪为太过，太过为实，实者
邪气实也；弦迟微弱为不及，不及为虚，虚者正气虚也。设以
太过不及之脉而中无和缓之气，是皆死候之脉，故曰人无胃气
则死。

形色情性四

凡天行痘疹之时，有于未出之先，察其形色情性，可以预

知吉凶也。一观其色：如面颜红白明润，与平日同而无变者吉；如忽见红赤而太娇，或㿠白而无彩，顿然改变异于平时者凶。又如额有青纹，目有赤脉，口有黑气，耳有尘痕者，皆大凶之兆。二观其形：凡精神畅爽，动止便利，语言清亮者，无病而吉也；如精神衰弱，动止迟留，言语低微，异如平时者凶。又原具寿相者吉。如有夭相，则凡头破颅解，项小脚细，声微，目无精彩，或睛光露神，啼声断续，无喜无情而自语自笑，聪慧太早，肉浮骨嫩者，皆不吉之兆。三观情性：凡未发热时，忽生喜心，若与父母爱恋不忍舍者，及闻见怪异言语妄诞者，皆凶兆也。

日　期五

痘疮大约之数：发热三日，报痘三日，起胀三日，灌脓三日，结靥三日，共十五日，乃大率常数，比其正也。惟痘密毒甚者，常过其期；痘疏毒微者，常不及期，固有不可一例拘者。但得痘色明润，根窠红活，饮食二便如常，又无表里杂证，虽迟数日不妨。设有当出不出，当起不起，当脓不脓，当靥不靥者，须详察其证。或为元气虚弱，不能运行，则补其元气，或为杂证攻剥，不能通贯，则去其杂证。又六日以前毒发未尽，有杂证者常也；六日以后，毒该尽出，杂证当除而不除者为逆，须详辨而急治之。

五脏证六

痘疹二证，古人有云：痘自里而出于脏，其毒深，故久热而难出为重；疹自表而出于腑，其毒浅，故暴热而易出为轻。

余谓此说未必然也。盖痘疹皆出于脏腑，未有表里不相通者，但出于腑者在痘亦轻，出于脏者在疹亦重。所以凡是疹子，必发热至五六日而后出，不可言易。且疹子多属肺经，岂肺经非脏耶？

心经痘证：心主火，凡红赤烦渴，或上窜咬牙者，心脏热也。心热者，导赤散；心虚者，人参、麦门冬、生地黄、当归之类；烦渴邪盛者，葛根解毒汤。脾经痘证：多有吐泻腹痛者，诀云：发热肚中痛，斑疮腹内攻；发多防未透，发少更防痛。可见疮疹腹痛乃为恶候，当察腹痛吐泻各条治之。肺经痘证：凡发热之时，喘息气逆，喉中涎响，此肺经恶候也。盖毒火内蒸刑肺而然，当察本条治之。肝经之痘：凡发热之初，多有惊搐等证。盖痘毒多热，热则生风，风热相搏，故发惊搐。然有当速治者，有不必治者，详见本条。肾经痘证：初发热时，便觉腰痛。盖肾与膀胱为表里，今毒由太阳传入少阴，所以腰痛。此其毒陷阴分，最非佳兆，宜察本条治之。

毒归五脏，证有不同，当详辨也。毒归于心，则为斑疹，为惊悸，为壮热，为咽干，为痛，为渴，为汗，为丹瘤，为痈疡溃烂；毒归于肺，则为咳，为喘，为痒，为衄血，为疮，干燥皱揭，为肩臂痛；毒归于脾，则为吐，为泻，为肿，为胀，为腹痛，为唇疮破裂，为舌本强，为手足痛，为不食；毒归于肝，则为闷乱，为水疱，为目病，为卵肿，为干呕，为筋急拘挛，为吐蛔，为寒战咬牙；毒归于肾，为腰痛，为黑陷，为失音，为手足逆冷，为咽干痛，为饥不欲食，为多唾；毒归于肠胃，为泄泻，为痢脓血，为腹鸣矢气，为大便不通；毒归于膀胱，为小腹满痛，为溺血，为遗溺，为小水不通，为头顶肿痛，为反张，为目上视。以上五脏之证，举其概耳，凡诸证治，俱备杂证各条之中，宜详究之。

分气血七

气血各有所主。凡痘之终始，无非藉赖血气，但得血气充畅，则易出易收，血气不足，则变证百出。故治痘者，必当先顾血气。然气属阳，无形者也；血属阴，有形者也。故无形之属，皆气主之；有形之属，皆血主之。是以气主标，血主本；气主发，血主肥；气主形，血主色；气主橐籥，血主根基。故气能起胀，以主郛郭；血能灌浆，以成饱满。至其为病，则凡为白，为陷，为灰色，为不起发，为顶有孔，为出水，为痛，为痒，为浮肿，为豆壳，为不靥不落，为肌表不固，为肤腠不通等证，皆气之为病也。又如为紫黑，为干枯，为无血，为无脓，为黑陷黑黡，为肿痛牙疳，为疔痈斑疹，为津液不达，为痘后余毒，皆血之为病也。此气血之分固有如是。然血无气不行，气无血不止。气至而血不随，虽起发而贯必不周；血至而气不至，虽润泽而毒终不透。故治此者，有不可不兼顾也。

辨虚实寒热八

察痘之要，惟在虚实二字。盖实者，邪气实也。邪实者，宜清宜泻；虚者，血气虚也。血气虚者，宜温宜补。且痘本胎毒，非藉元气不能达，非藉元气不能收。故凡欲解毒清火，亦须凭藉元气，使元气无力，则清亦不能清，解亦不能解。设有不支，尚能堪此清解不？此痘疮之终始，皆当斟酌元气为主。

痘疮表实里虚者，必易出难靥；表虚里实者，必难出易靥；若表里之气俱充实，其疮必易出易靥。故凡自始出以至十日之外，外则浑身壮热，内则饮食二便俱如常，此即表里俱实者也。其疮必光泽起发，且易收易靥也。

表里各有虚实。凡表虚者，或恶寒，或身不大热，或寒热往来，四肢厥冷，或面青色白，多汗恶风，或怠惰嗜卧，或痘色灰白，顶陷不起，发不光泽，或色嫩皮薄痒塌，或如水泡，摸不碍手，或根窠不红，或倒靥不能结痂，脉必浮细而弱，是皆表虚之证，治宜温补阳分；里虚者，凡痘疮已出未出之间，有为吐泻呕恶，或喜热饮食，或为少食，不思饮食，或食亦不化，或为二便清利，为溏泻，为不渴，为气促声微，为神昏多睡，为腹膨嗳气，为吞酸，为脉弱无力，是皆里虚之证，治宜温补阴分；表实者，为身体壮热无汗，为面赤唇紫，头疼身痛，眼红鼻塞，皮焦肤赤，手足热甚，为痘色红紫，焮肿疼痛，为皮厚而硬，为痈肿斑疔，为脉浮洪滑大，是皆表实之证，治宜清解表邪；里实者，为二便秘结，胸膈胀满，为唇燥咽干，口疮舌黑，为大渴咳嗽，痰涎喘粗，为烦躁惊狂，声高谵语，为脉沉数洪滑，是皆里实之证，治宜清解里邪。

张翼之曰：吐泻少食为里虚，陷伏倒靥灰白为表虚，二者俱见，为表里俱虚，用异功散救之，甚至桂、附、灵砂亦可用。若能食便秘而陷伏倒靥者，为里实，轻则射干鼠黏子汤，重则前胡枳壳汤。下痢多血能食者为里实，若实其里则结痈毒。红活绽突为表实，若补其表则溃烂不结痂。

痘疮表里皆有寒热，热则阳证，寒则阴证，寒则血气凝涩而不彰，热则血气淖泽而不敛。然热证多实，最忌芪、术、桂、附及诸热燥之物。若元气虚弱者，即有热证，总不可执为实热。寒证多虚，最忌芩、连、栀、柏及诸苦寒之物。虽形体强盛，但见虚脉虚证，总不可认作有余。

表寒者，不起发，不红活，根窠淡白，身凉痒塌，倒陷干枯，皆肌表无阳之证，治宜补阳温表。

里寒者，为吐泻，为呕恶，为腹胀，为腹痛，为吞酸，为不欲食，为寒战咬牙，气寒喜暖，为二便清利，完谷不化，皆脏腑无阳之证，治宜温中补阳。

表热者，为肌肤大热，根窠红紫，顶赤发斑，头面红肿，紫黑焦枯，痈肿疔毒痛甚，皆火在肌表之证，治宜散邪解毒。

里热者，为烦躁狂言，口干大渴，咽肿喉痛，内热自汗，小便赤涩，大便秘结，衄血溺血，皆火在脏腑之证，治宜清热解毒。

虚实寒热等证，虽表里之分各有如此，然表之虚实，表之寒热，孰不由中气之所使？故惟善治中气，则未有表不和调者也，是即必求其本之道。

纯阴无阳之证，凡痘疮发热，手足却宜和暖。若手足厥冷，必其人曾有吐泻，脾脏气虚也。脾主四肢，所以冷为恶候，即有外证，亦不可单用发散，反损脾胃之气。此当温中兼表，宜黄芪建中汤，或六气煎、五物煎加防风、羌活、生姜、荆芥之类，以补养脾胃血气而助痘疹之成就也。

部位吉凶九

五脏之属，皆见于面，故但察部位，可知吉凶。盖人之面部，左颊为肝，右颊为肺，额上为心，颏下为肾，鼻为脾土。又目为肝之窍，鼻为肺之窍，口为脾之窍，耳为肾之窍，舌为心之苗。若痘疹未出之先，但得面中诸部明润者吉，燥暗者凶。又山根为命宫，年寿为疾厄宫，此二宫红黄光明者吉，青黑昏暗者凶。

三阳之脉皆会于面：正额为太阳脉之所会，唇颏为阳明脉之所居，两耳前后为少阳脉之所过。痘为阳毒，故随阳气而先见于面。惟阳明经乃胃与大肠，积陈受腐，血气俱多之处，故痘疹初发，但于本经口鼻两旁，人中上下，腮颏年寿之间先出现者为吉。如太阳经则水火交战之处，少阳经则木火相并之乡，若于其位先现者凶。凡起浆收靥，亦皆如是。

通身部位皆有所辨，如头为诸阳聚会之处，两颐两颊为五脏精华之府，咽为水谷之道路，喉为呼吸之关门，胸腹乃诸阳受气之海，为心肺之所居，脊背乃诸阳之统会，为十二经脏气之所系。凡此五处稀少者吉。若头额多者，谓之蒙头；颈项多者，谓之锁项；胸前多者，谓之瞒胸。蒙头则阳毒亢，真阴竭；锁项则出入废，气化绝；瞒胸则心腹近，神失守。两颊两颐多至成片，或如涂朱，则肝盛克脾。凡此者，至八九日间，多见滑泄泻青，或不能食，最为险候，故皆不宜多也。惟四肢虽诸阳之本，然乃身所役使，卒伍卑贱之属，故虽多亦不致害。凡起发、成浆、收靥，俱如此也。又心窝、手足心，谓之五心，痘俱多者必重。若头面、胸项、手足，细碎稠密一样者，恐气血衰微，脾胃虚弱，不能周流灌注，则无不危矣。

痘形痘色吉凶+

万氏曰：形乃气之充，色乃血之华。凡看痘者，舍此更无他法。是故形贵尖圆起发，若疮皮厚硬而平塌者凶。色贵光明润泽，根窠红活，而惨黯昏黑者凶。然形有起发而或致变者，由色不明润，根不红活故耳。若痘色光泽，根窠红活，虽平塌亦为可治。然色以红活为贵，而犹有圈红、嘤红、铺红之别。圈红者，一线淡红紧附于根下，而无败走之势，吉之兆也；嘤红者，血虽以附而脚根血色隐然不聚，险之兆也；铺红者，痘色与肉不分，平铺散漫，凶之兆也。以此察之，则死生可预决矣。根窠者血之基，脓者血之成，故六日以前专看根窠，若无根窠，必不灌脓；六日以后专看脓色，若无脓色，必不结痂，此必然之势也。

吉　证十一

一看口唇舌尖红活，无燥白之色者吉。

二看根窠红润圆活，地白分明者吉。

三看心窝额上稀少者，最为顺候。

四看痘顶出来，不焦不紫者吉。

五看颜色无黑陷，痘顶内暗而黄如苍蜡色，外润而黄如油色者吉。

凡看痘之法，须察部位，并察多寡。大抵痘少者毒少而吉，痘多者毒甚而凶。如上而头面，次而咽喉，前而胸腹，后而腰背，下而四肢。凡此五处，但得二三处稀少，而头面别无危证，即吉候也。若五处通身皆密，即虽颗粒分明，恐气血不能周给，必难尽灌，或既灌而不能收，或既收而不能脱，客强主弱而外盛内虚，小舟重载而力不胜任，鲜不覆矣。此多寡之宜察，勿谓虽多亦吉也。

凶　证+二

痘未出而声哑嗾喉者不治。已出五日内见者亦不治。

痘未壮而先抓破无气血者不治。

痰涎壅盛气急者不治。

痘未出已出而神昏气促、躁乱不宁者不治。

腹痛而泻脓血者不治。

肌肉鰲黑如被杖者不治。

浆水米粒不入口，或饮食呛喉者不治。

眼内黑珠起浮，油混睛者不治。

眼中神光不明，珠色转绿转赤者不治。

闭目昏睡，舌卷囊缩者不治。

头温足冷，闷乱饮水者不治。

吐泻不止，药食不停不化直下，及肛门如竹筒者不治。

胃热发黄，身如桔色，下利者不治。

痘初出即青晦焦黑者不治。

密如蚕种，全不起发，平片花搭者不治。

痘疮痒塌，寒战不止者不治。

旧有疮疡走漏气血，而敷药不效者不治。故曰：不怕五心有痘，只怕原疮泄漏。原疮即是未痘之先有疮，泄去脓血，最为凶也。若果五心稀少，而饮食如常者，亦不妨事。

痘后伤风伤食，肌肉瘦脱者不治。

上除此之外，虽有集证险证，及痘之稠密，但略有润泽兴起之意，须仗医之高妙，患家之心托弗惑，细心调理，自有可收全功者。

怪痘形证 十三

怪痘者，乃逆痘中之尤甚者，形证不一，不可不辨。

痘初出时，面胸手足已见红点，却不起发，不成脓浆，随即收敛，若加气促声哑闷乱者，即死，此名内陷证也。此证若无烦喘闷乱等候者，名曰试痘。过五七日后，必复发热而痘出者，其痘必重。

痘疮初出，如蚊蚤所咬，三日后反不见者，名反关痘。五日死。

痘子出现，三两成丛，根脚坚硬成块者，此名痘母。六七日死。

痘子将出，身上有红肿结硬处，似瘤非瘤，似痈非痈者，亦名痘母。三五日死。以上二证，俱宜真人解毒汤救之。

痘初出便成血泡，或水泡，随即破坏者，此名烂痘。二三日死。

痘出后，遍身都是空壳，不作脓水者，此名空痘。八九日死。

痘当出现起发之时，中有干黑者，此名鬼痘，宜用胭脂水涂之，勿使蔓延。若不能急治，则乍起乍塌，当靥不靥，或多作番次而出，绵延日久而死。

痘出起发之时，中有痛甚如刀剜，叫哭不停者，此名痘疔。五六日死。

痘当起发之时，枯燥不润，塌伏不起，皮肤皱揭者，此名干痘。五六日加烦满喘急而死。

痘于起发之时，皮嫩易破，摸之温手者，此名温痘。六七日痒塌而死。

痘起发之时，疮色娇艳，皮薄光润，鲜红可爱者，此名嫩痘。八九日后不能成痂，必痒塌而死。

痘于起发养浆之时，疮头有孔，浆水漏者，此名漏疮。五六日后痒塌而死。

贼痘者，是诸痘未浆而此痘先熟也，又名假云泛。多在太阳、喉口、心胸等处，三日见者六日死，四日见者七日死，五六日见者十一二日必死也。

痘出虽稀，根窠全白无血色，三四日后虽亦起胀，然按之虚突，此亦名为贼痘。气血太虚，至灌浆时必变成水疱，大如葡萄，皮薄若纸，抓破即死。

脓水将成之时，其疮自破，有孔而深者，此名倒陷。

将靥之时不能成痂，皮脱骨黑者，此亦名倒陷，俱不治。

痘于收靥之时不能成痂，皮肉溃烂，脓水淋漓者，此名痘癞。能食则生，不能食则死。凡以上者，皆不治之证。

死证日数歌 十四

初出顶陷连肉红，过至九日一场空；又如血点带红紫，斑证只在六日中；发斑黑者在朝夕，斑青顷刻去匆匆；无脓痒塌期二日，不治腰疼及挺胸；报痕似痱如蚕种，舌卷囊缩命不充；紫疱刺出黑血者，饮食嗓喉证俱凶；难疗面肿痘不肿，青色黑陷及无脓；二便流利下肠垢，更有吐泻出蛔虫；头温足冷好饮水，痘先惊后药难攻；气促泄泻渴不止，目无神者数当穷；声哑失音叫与哭，痘色纵好也难终；有种气急亦难治，庶几贯好是伤风；见此宜服参苏饮，起死回生须见功。

发热三朝辨吉凶十五

初发热时，身无大热，或热或退，神清气爽，唇鼻滋润，腰腹不疼，自始至终皆饮食如常，大便稠实，小便清利而无杂证者吉，不必服药。

初热时，先发惊搐一二次而随止者，此痘出心经也，乃为吉兆，不必治之。若甚惊不止，日发三五次，或连日不止，痘出多而密者，乃凶兆也。

初发热时，吐泻不甚而随止者吉。

正发热时，或得大汗一身，汗随止而脉见稍平者吉。

初发热时，用红纸条蘸麻油点照之，如心窝或遍身有成块红者，八九日后决死。

发热一日，即遍身齐出，或稠密如蚕种，摸之不碍手者决死。

发热时，腹中大痛，腰如被杖，及至报痘而痛犹不止者决死。

发热时，头面上有一片红如胭脂者，八九日以后决死。

发热时，口鼻或大小便俱失血者决死。

发热时，妄见妄语，昏不知人者死。

发热时，腹胀而痛，大叫不止者死。

正发热三日之内，其热忽退而反烦躁闷乱，坐卧不安，此外虽清凉内却热也。若见手足冷，腹胀气喘者即死。以上诸证，俱不必治。

报痘三辨吉凶十六

见点之时，头面稀少，胸前背上皆无，根窠红润，顶突碍手，如珠光泽，此为上吉，不必服药。

发热三日或四五日，热稍退，乃于口鼻、腮颐、地阁、颈项之间，或四肢，先放数点，大小不一，淡红润色，痘与肉色红白分明者吉。

痘作二三次出，三日后手足心方才出齐，出齐后，头面胸背稀少，尖圆紧实，饮食二便如常者吉。如无他证，不宜妄行用药。

痘之初出，三五相连者必密，单见者必稀。

痘疮上身多，下身少者吉。反是者险。

发热至五六日，痘应出不出，以灯照之，只在皮肤中有红点，但其色脉和平，别无逆证，忽然眩冒大汗出者，毒气痘疮一齐从汗而出者，此名冒痘，再无壅遏之患，乃吉兆也。

痘疮变化莫测，有等身无大热，亦见报痘，但不灌脓结痂，或出而复没者，此名试痘，不可误作轻看。再过数日，忽然大热，必然复出，宜审治之。

发热一日便出者凶；或一齐涌出，如蚕种密布者决死。

大热未退而见红点数粒，先见于太阳、额角、发际、天庭，或山根以上等处，此阳毒乘虚上侵阳位也，大非吉兆。再加目红唇裂，痰鸣色紫，或白者尤甚，又或有三五粒聚于一块者，此名铜钱痘，皆不吉之兆，急宜凉血解毒，以防其危。

痘疮初出，紫色红片者，名紫云痘。四日死。

痘疮初出，当顶红者，六七日死。盖痘欲淡红如线，附于根下，不欲当顶红也。

痘已出一遍，又出一遍，心腹疼痛不止，口气臭，色紫黑者决死。

痘疮皮薄，色白而光，根窠全无红色，或根带一点红，三五日后仍如绿豆样，此痘决不能成脓，只成一胞清水，擦破即死。

色红带艳，皮肉尽红者，必不成脓，痒塌而死。

报痘之时，全不起顶，有如汤泡及灯草火烧者，十余日后必痒塌而死。

报痘之时，有黑斑如痣状，或肌肉有成块黑者即死。

报痘时，若口鼻及耳有紫红色，或血出不止者，决死。

报痘之时，应出不出，或起红斑如蚊迹者，六日后必死。

报痘之时，腰腹痛，或狂言烦躁，大渴，吐泻不食者，俱不治。

报痘之后，痘已齐而身热不退，反甚者死。

痘齐之后，毒已外达，则内当安静，而反见烦躁闷乱，谵妄不止者，此邪毒盛极，神机无主也，必死。

起发三朝辨吉凶十七

自报痘三朝之后，不疾不徐，先出者先起，后出者后起，大小分明不相连串，尖圆坚实，红活肥满，面目渐肿，依期灌浆，饮食二便如常而无他证者，此表里无病，大吉之兆，不必服药。

痘虽起发，而色见灰白，肿如锡饼者，看其人脏气何如。如能食便调，无他证者吉；若不能食，或吐利，或瘙痒者凶。

痘起一分则毒出一分，至五六日不尽起发，又色不红活者，大无生理。

起胀三日已足，痘皆满顶红紫者凶，面目肿甚者亦凶。

痘当起胀之时，遍身虽起而头面全然不起，或痘不胀而肉胀，头面皮肉红肿如瓠瓜之状，而痘反不起者，决死。

起胀之时，遍身痘顶有眼如针孔，紫黑色者，决死。

痘色干燥不润，惨黑不明，或灰白渐至倒陷，或发紫泡者，皆死。

起胀时，凡腰腹大痛，或腹胀不能饮食，或气促神昏，或闷乱不宁，或泄泻烦渴，或唇白痰鸣，或狂言妄语，啼哭呻吟，如见鬼神者，皆死。

起胀时，吐利不止，乳食不化，或二便下血者死。

手足间见而复隐，起而后塌，或通身随胀随没，躁而发喘者死。

痘已起胀，内有六七粒细而成块，于中有一大痘扁阔歪斜者凶。

痘起紫色，刺出黑血如屋漏水者死。

痘于起发时，疮头便戴白浆者，不分何处，并非佳兆，不特唇口然也。

灌脓三朝辨吉凶 十八

痘自起发之后，小者渐大，平者渐高，陷者渐起，外带微红，内涵清浆，以至灌脓之时，却要个个成脓，根脚红活，其形圆满光泽，此时毒化成浆，由绿色而渐变苍蜡，以手按之，其皮坚硬，脓浆厚浊，约束完固，无少破损，饮食二便如常，此上吉候也，不必服药。

痘密者，自起至浆，渐至壮大，未有不相串者，虽相连属，只要根脚分明，陷者尽起，无处不透，则毒从浆化，脓成而毒自解，无伏留者矣，此亦吉候。

痘之初出，或顶平，或中心陷下，或白色，只要其人能食，二便如常，治无乖谬，以及灌脓之时，陷者微起，平者微尖，淡白者红活，窠中血水尽化为脓，但得如此，毒已解矣。又表无痛痒之证，里无吐泻之证，是表里俱无病也，如此者，坐待收靥，不可妄投汤剂。

灌脓时，红紫黑色，外剥声哑者死。

灌时纯是清水，皮薄而白如水泡者，三四日必抓破而死。

脓不能灌而干枯焦黑，或全无血水塌陷者即死。

头面肿大，疮尽搔破，臭不可近而足冷者决死。

灌脓之时，吐利不止，或二便下血，乳食不化，痘烂无脓者决死。

灌脓之时，二便不通，腹胀，肉黑发斑，谵妄气喘，或寒战咬牙者决死。

回浆之时，渐当苍黑收敛而反光嫩不敛者，此气血两虚，浆不能干，必发痒，搔破而死。

脓浆未成，忽然干收，或青紫焦黑者死。

忽然作痒，正面抓破，皮脱肉干者死。

诸痘有浆而天庭不起，或额上如沸汤浇破，臭连两颊，水去而干，似靥非靥者死。

结靥三朝辨吉凶 十九

痘至十日之外，血化毒解，脓必渐干，如苍蜡色，或如葡萄色，从口鼻两旁面部收起，以至胸腹而下，然后额上与脚背一齐结靥而落，别无内证，饮食二便如常，或从手足心、手指尖，或阴上先收者，俱吉候也。

痘既疮蜡收靥而身有微热者，乃烧瘢之证，但饮食如常，俱不必治。

痘当靥时，遍身臭烂，目无神气者决死。

当靥之时，遍身发痒，搔破无脓，皮卷如豆壳而干者决死。

当靥之时，无脓而气急声哑，或手足颤掉，或寒战咬牙，或腹胀痰响，或足冷过膝，或小便少而大便频者，皆死。

当靥时，两脸干硬，按之如石者死。

痘至收靥，饮食不进，口中常如食物动而不止者死。

面部、胸腹未靥而脚先靥者危，阴胜阳也。

遍身俱靥，内遗数粒独不靥者，尚能杀人，如蛇之蜕皮，中有一节被伤，不能全蜕者终死。其有靥至项下或至胸住定，而服药不效者亦死。

痘疮未该靥而卒然焦紫者死。

痘当靥时，遍身未见脓成，而口唇上下痘先黄熟者，毒气内攻于脾也，凶。

痘疮有脓结靥者则为吉证，若无脓收靥，则立见其危。

痘未收靥，而口唇腐烂及口白到舌者危。

收靥时，前后有红紫泡者不治。

落痂后辨吉凶二十

痘疮收后，其痂先后自脱，痂厚落迟，离肉不黏者吉。

自食痘痂者，虽有他证不死。

痘痂虽落，而痘瘢雪白，略无血色者，气血脱尽也。若不急培元气，则过后必死。

痂落后，每发惊而神无所依者，心气绝也，危。

痂落后，手足颤掉，咬牙噤口，目闭腹胀，足冷过膝者不治。

原痘干燥，脓少不灌，虽结靥落痂而疤白者，或有余热不退者，虽过一月亦要死。

痘疮上论列方二一

真人解毒汤痘五二

痘　疮中

总论治法二二　共十九条

痘疮一证，顺者不必治，逆者不能治，所当治者，惟险证耳。何为险证？如根窠顺而部位险，部位顺而日期险，日期顺而多寡险，多寡顺而颜色险，颜色顺而饮食险，饮食顺而杂证险，杂证顺而治疗险，治疗顺而触秽险。然犹有最险者，则在元气与邪气，邪气虽强，元气亦强者无害，只恐元气一馁，邪气虽微者亦危。设或犯之而不为速治，则顺者不顺，而吉变为凶矣。凡此数者，皆痘中之要领，所当详察详辨也。故凡欲治痘，必须先识死生、辨虚实、审寒热，明此六者，则尽之矣。

治痘之要，惟邪气正气二者而已。凡邪气盛而无制者杀人，正气虚而不支者杀人，及其危也，总归元气之败耳。使元气不尽，则未必至死。凡治此者，但知补泻二字，而用之无差，则尽善矣。故补泻难容苟且，毫厘皆有权衡，必不可使药过于病，亦不可使药不及病。是以善用攻者，必不致伐人元气，善用补者，必不致助人邪气，务使正气无损，而邪气得释，能执中和，斯为高手。然执中之妙，当识因人因证之辨。盖人者，本也；证者，标也。证随人见，成败所由，故当以因人为先，因证次之。若形气本实，则始终皆可治标；若形质原虚，则开手便当顾本。若谓用补太早，则补住邪气，此愚陋之见也。不知补中即能托毒，灌根即能发苗，万无补住之理。是以发源之初，最当着力，若不有初，鲜克有终矣。此可与智者言，不可与庸人道也。

治痘不宜迟。凡痘疮之有不同者，无过寒热虚实四证。大都寒则虚，热则实，虚寒则宜温补，实热则宜清解。然其挽回之力，当于三五日前治之，过此则恐无及。若七日之后，毒发于外，外不足则外剥而死，若毒发不尽，则又内传，内不足则内攻而死。故治痘有时，时之不可失也有如此。倘初时不慎，则后来之祸，从此伏矣。

解毒当知表里。所谓毒者，火毒也；所谓解毒者，求其所在而逐之也。盖痘疮之发，内则本于淫火，外则成于风邪，内外相触，其毒乃发。故其发也，不甚于内则甚于外，甚于内者，以火邪内盛而炽焰于外也；甚于外者，以寒邪外闭而郁火于内也。故但察其无汗外热而邪在表者，则当疏之散之，使热邪从外而去，则毒亦从外而解矣。若察其多汗内热而邪在里者，则当清之利之，使热邪从内而泄，则毒亦从内而解矣。其有内热既甚而表邪仍在者，则当表里相参，酌轻重而兼解之，则邪必皆散矣。若邪不在表，则必不可妄兼发散，以致表气愈虚，而痘必终败，其证则身有汗而外不甚热者是也。若毒不在里，则必不可兼用寒凉，以致中寒脾败，而毒必反陷，其证则口不渴而二便不秘者是也。知斯五者，则解毒治实之法，无余蕴矣。此外有虚邪虚火等证，则当先酌元气，次察邪气，无使失楫中流，顾本不及，则尤为切戒。凡云痘毒者，痘必自内而达外，但得出尽，则内无毒，但得化尽，则外无毒，既出既化，而不使复陷，则毒尽去矣。故或宜散表，或宜托送，或宜清解，或宜固中，而治法尽之矣。

补虚当辨阴阳。凡痘疮血气各有所属，已见前气血条中。然痘之所主，尤惟阴分为重，何也？盖痘从形化，本乎精血，凡其见点起胀，灌浆结痂，无非精血所为，此虽曰气为之帅，而实血为之主。且痘以阳邪，阳盛必伤阴，所以凡治痘者，最当重在阴分，宜滋润不宜刚燥。故曰：补脾不若补肾，养阴所以济阳，此秘法也。然血气本自互根，原不可分为两，如参、芪、白术之类，虽云气分之药，若用从血药，则何尝不补血？归、芎、地黄之类，虽云血分之药，若用从气药，则何尝不补气？故凡见气虚者，以保元汤为主，而佐以归、地；血虚者，以四物汤为主，而佐以参、芪。盖气血本不相离，但主辅轻重，各有所宜，而用之当不，则明拙自有差耳。

治痘有要方，兹表而出之，以便择用，其有未尽，当于各条求之。

凡解表诸方，乃初熟时所必用者，诸家皆以升麻葛根汤为首，程氏则用苏葛汤，似为更妥，余则常用柴归饮以兼营卫，似为尤妥，此当随宜择用。营虚表不解者，五柴胡饮。阳气虚寒表不解者，柴葛桂枝汤。元气本壮而表不解者，疏邪饮或加减参苏饮。寒气胜而表不解者，五积散或麻黄甘草汤。

凡清火解毒诸方，所以解实热也。如欲解毒清火而兼养气者，惟四味消毒饮为妙，鼠黏子汤亦佳。热毒两盛而不化者，宜搜毒煎。烦热作渴，小水不利者，导赤散、六一散。血热赤斑，烦躁多渴者，犀角散。热在阴分而失血者，玄参地黄汤。内热不清者，东垣凉膈散。二便俱不利而火盛于内者，通关散。热毒内蓄，小水不利而为丹为痈者，大连翘饮。烦热多惊而神不安者，七味安神丸。热毒内甚而狂妄者，退火丹。

　　凡表里兼解诸方，如内外俱有热邪者，宜柴葛煎或柴胡麦门冬散。里邪甚而表邪微者，解毒防风汤。表里俱有邪而元气兼虚者，实表解毒汤。表里俱实热者，双解散。

　　凡托里诸方，有宜专补元气者，有宜兼解毒者。如气血俱虚不起者，六物煎或托里散。虚寒不达，兼托兼表者，参芪内托散或十宣散。气分虚寒不透者，六气煎。气血俱虚，微热不起者，紫草快斑汤。

　　凡诸补剂，皆痘中元气根本，祛邪托毒者之所必赖，但见虚邪，必当以此诸方为主。气分不足者，调元汤。气虚宜温者，保元汤、六气煎。气虚微热宜兼凉解者，参芪四圣散。血虚者，四物汤、芎归汤。血分虚寒宜温者，五物煎。血虚血滞者，养血化斑汤。血虚血热宜兼解毒者，凉血养营煎。气血俱虚者，六物煎、八珍汤、十全大补汤。气血虚寒，大宜温补者，无如九味异功煎、六味回阳饮，即陈氏十一味木香散、十二味异功散，但虚寒而兼气滞者宜用之，欲赖补虚，大有不及。

　　凡攻下诸方，亦痘中所不可无，惟必不得以然后用之，勿得视以为常也。血虚秘结，大便不通者，四顺清凉饮。里实多滞秘结者，前胡枳壳汤。表里俱实，大便不通者，柴胡饮子。血热便结毒盛者，当归丸。

　　凡痘出已尽，内无不虚，盖随痘而为托送者，皆元气也。使于此时，不知培补化源，则何以灌浆？何以结痂？何以收靥？倘内虚无主，将恐毒气复陷，无不危矣。若痘之稀疏者，气血之耗，犹为有限，若痘之多而甚者，其气血内亏，必更甚矣。此不可不预为之防也。

　　平顺之痘，毒原不甚，即出之后，内本无邪。此辈原不必治，无奈父母爱子之切，且不识病之轻重，故必延医诊视。既延医至，无不用药。既已用药，无非寒凉。在彼立意，不过曰但解其毒，自亦何妨？不知无热遭寒，何从消受？生阳一拔，胃气必伤，多致中寒泄泻，犹云协热下利，更益芩连，最可恨也。又如痘疮初见发热，每多不审虚实，只云速当解毒，凡于十日之外，多有泄泻而致毙者，皆此辈之杀之也。冤哉，冤哉！余见者多矣，故笔诸此以为孟浪者戒。

　　痘在肌肉，阳明主之，故自出齐以后，最不宜吐泻，与其救治于倒陷之后，孰若保脾土于未坏之先？故凡生果茶水之类，皆宜慎用，而寒凉之药，尤不可不慎也。

　　治痘须辨其证，大都湿多则疱，血热则斑；气不足则顶陷，血不足则浆毒不附；里实太补则生痈毒，表实太补则不结痂；里虚不补则内攻而陷，表虚不补则外剥而枯。但使周身气血活泼无碍，则虽密亦不难治。故惟贵得中，勿使偏胜，则寒热虚实，自无太过不及之患，斯足云尽善矣。

　　秘传治痘之法，首尾当以四物汤为主，随证加减用之。惟肚腹不实者须远当归，但将全剂通炒微焦，则用自无碍，且复有温中暖脾之妙。

　　首尾皆忌汗下，此先哲治痘之心法。盖妄汗者，必伤阳气，阳气伤则凡起发、灌浆、收靥之力，皆失所赖，此表虚之为害也。妄下者，必伤阴气，阴气伤则凡脏腑化源，精神锁钥，饮食仓廪，皆为所败。此里虚之为害也。然表虚者，犹赖里气完足可以充之，里虚则根本内溃，卫气亦从而陷，无策可施矣。故古人深以汗下为戒，诚至要之旨也。然此以常道为言，非所以应变者设。遇外感寒邪，腠理闭密，其出不快，其发不透者，若不用辛甘发散之剂以通达肌表，则痘有壅遏之患矣。又若有大小便秘结而毒有留伏不达者，不与苦寒泄利之药以疏通脏腑，则有胀满烦躁、焦紫黑陷等患矣。故当察其虚实，审其常变，当汗则汗，当下则下，中病则已，无过其制。若无汗下之证，则必不可妄用汗下，以贼人之命也。务得其宜，然后谓之明医，而福自有归矣。

万氏曰：解其火毒，恐郁遏而干枯；养其血气，欲流行而舒畅。按：此说诚善，然所谓火毒者，以实热为言，若火有虚实真假，则不得概认为火毒。

程氏曰：痘疮出自六腑，先动阳分而后归阴经，其本属阳，故多发热而阴血虚耗者多也。首尾当滋阴补血为主，不可一毫动气，贵从缓治，所以白术、半夏之燥悍，升麻之提气上冲，皆不可轻用也。且痘疮多有血热者，故宜用四物加芩连之属，以养其阴而退其阳也。

程氏曰：痘毒根于淫火，必因岁气传流而发，故多兼表证，则内外交攻。此时若不用轻扬之剂，祛风散邪、淡渗解毒之药，利便退热，则外邪内火何由得解？邪既不解，则痘何由得善？此治之不容已也。然治之之法，必须审儿形色，察儿虚实，因证用药，庶获神效。世之医者多宗钱氏清凉解毒之论，或按陈氏辛温发散之方，主见不同，致误多矣。殊不知痘疹色灰白，不起发，根窠不红活，此皆虚寒，必宜陈氏方救之。苟非理明于心，鲜不眩惑，故必热则凉之，寒则温之，虚则补之，实则泻之，何患乎疾之不愈耶？

程氏曰：治痘之要，始出之前，宜开和解之门；既出之后，当塞走泄之路；落痂之后，清凉渐进；毒去已尽，补益宜疏。

程氏曰：凡治痘，前后须加木通，以泻热邪自小便中出，不使攻胃，令无变黑之证。七日之后，热退者，少用之。凡痘疮前后总有危证，万勿用天灵盖、脑、麝之属攻之。盖毒出一步则内虚一步，血气运一日则内耗一日，岂可复用辛香耗气之剂？虽侥幸偶中，后必有余害也。是可见王霸之殊，相去远矣。

程氏曰：凡妇人有孕而出痘者，以安胎为主。气虚者，保元汤；血虚者，四物汤，或加白术、黄芩、砂仁、陈皮，必使胎气无损为主。

程氏曰：桂岩郑先生云：痘者象其形而名之也。愚谓不独象形而名，而治之之法，亦犹农家之种豆也。豆之为物，土实则难出，土瘠则难长，故实者锄耕之，瘠者灌沃之，不实不瘠，惟顺其性，不使物害之而已，知此则可以语医矣。今人于痘初起，不察虚实寒热，或过用木香散、异功散之类，则以火济火，致变紫黑倒陷，痈毒吐衄者有之；或妄用芩、连、栀、柏寒凉之药，则大伤脾胃，为吐为泻，为寒战内陷者有之。故凡治痘之法，六日之前，不宜温补，亦不宜妄用寒凉。师云：凡解毒之内，略加温补，温补之中，略加解毒，此不传不刻之秘诀也。若六日以后，毒已尽出于表，当温补而不温补者，脓不得壮，而痒塌寒战之患必所不能免矣。

热证论治二三 共十一条

古云：痘疹之病，皆由父母胎毒伏于命门相火之中，故每遇二火之令，或主客温热之气，即触发而动，此痘疹属阳，固无疑矣。然阳毒阳邪，无热不成，亦无热不散，所以非热不能出现，非热不能起发，非热不能化浆，非热不能干浆，此痘疮之终始，不能无热，亦不可无热也。但热贵其微，不宜其甚。盖热甚者毒必甚，而痘亦必重；热微者毒亦微，而痘出必轻；无热则不成不化，此热固痘之常也。所以凡治痘疮，不可尽除其热，若必欲尽去之，则未有不成阴证而败者矣。

痘有三火，盖痘、疹二证，皆言为火者是矣。然轩岐之火义有三：曰太过，曰平气，曰不及也。太过之火，是谓赫曦，炎烈之气也，其毒甚，治宜清解；平气之火，是谓升明，蕃茂之气也，其毒平，不必治之；不及之火，是谓伏明，屈伏之气也，其毒陷，治宜培补。此阴中有阳，阳中有阴之大义，而亦痘疹万病之法旨。使不知此，尚敢云医？

治热当知微甚及有毒无毒，斯无谬误，盖痘疹属阳，无不发热。若外虽发热，而内则不渴，或饮食二便如常，此蒸痘之热耳。热虽在表而内则无病，万万不可妄治。其有热之甚者，痘毒必甚，此不得不为调理。若甚于发热之初，必为之表散；若甚于见点之后，必为之清解。钱氏曰：热甚而大小便闭则利之。如果有热毒实邪，则不得骤用补阳等剂，致令毒气壅盛，则热终不退，反为害矣。

假热非热，假寒非寒，见有不真，误治则死。如文中主温补，仲阳主凉泻，虽若各有所主，然无非因病而药，各有所宜，是以二者皆不可偏用，但得中和，斯为贵耳。余见近日幼科，多不知陈氏之心法，但见痘疮，则无论是虚是实，开口只知解毒，动手只是寒凉，百证千家，若同一辙，岂必尽皆实热乎？如实热果真，自非凉泻不可，然必内外俱热，方是热证，内外俱实，方是实证。但其中有似实非实，似热非热者最多，此不可不察之真而审之确也。故凡见外证，虽若实热，而内察则无，如口不甚渴，二便通利，或见微溏，或禀赋素弱，或脉息不强，或声色不振，或脏气多阴，或饮食不化，或胀满呕恶，或吐蛔，或倦睡，或畏寒，或作痒，或多惊恐，或筋惕肉瞤之辈，虽见有热，此皆热在表而不在里，总属无根之火，非真热证也，最忌寒凉。若执而妄用，则必致败脾，无一免矣。

痘疮热甚者，毒之盛也，其痘必多，热微者毒亦微，其痘必少。痘既出而热不减者，痘必日增；见点后而热渐退者，痘必疏矣。或有微热而痘反密，其内热必甚，而或见烦躁，或二便热燥，此毒深热亦深也，宜清其内而兼解其表。或有热甚而痘反稀者，以外虽热而内则不热，此毒浅热亦浅也。

痘疮初热治法，详发热三朝治法条中。

治阳邪实热之法：表里挟邪俱热者，柴葛煎、连翘升麻汤；表热不解而里无热者，疏邪饮、苏葛汤、柴归饮；表里俱热而邪实者，双解散；内热毒盛者，东垣凉膈散或解毒防风汤；热毒炽盛，痘疮紫赤烦躁者，搜毒煎，或大连翘饮，或犀角地黄汤；阴虚血少，燥热神昏者，四物汤或二阴煎；阴虚血热而大便不通者，四顺清凉饮；大便不通，实热内壅而胸膈胀闷者，前胡枳壳汤或三黄丸；二便俱不利而实热内滞者，通关散；小水赤涩而邪热内蓄者，导赤散、六一散；心火盛而惊搐多痰者，万氏牛黄清心丸或七味安神丸；痘疮稠密，身热毒盛，养营退热解毒者，鼠黏子汤、柴胡麦门冬散。

纯阳无阴之证：凡发热谵语，狂妄躁乱，大渴大烦，如见鬼祟，大便秘结，小便赤涩，六脉滑数急疾，是皆火毒内炽之证，当用前法酌而治之。

陈氏曰：凡痘疹壮热，经日不除，如无他证，只用六味柴胡麦门冬散治之。如不愈，服七味白术散。凡身壮热，大便坚实，或口舌生疮，咽喉肿痛，皆疮毒未尽也，用射干鼠黏子汤。如不应，用七味人参白术散。

程氏曰：痘疮前后，凡有烧热不退，并属血虚血热，只宜四物汤按证加减。渴加麦门冬、犀角汁，嗽加瓜蒌霜，有痰加贝母、橘红。切忌人参、白术、半夏之属，倘误用之，为害不小。盖痘疮属阳，血多虚耗，今但滋阴补血，其热自退，此即养阴退阳之义也。

痘后余热发热证治，俱详痘后余毒条中。

发热三朝治款二四

痘疹一证，虽原于有生之初，然必因时气相触，内外挟邪而后作。凡痘之轻重，已兆于发热之微甚，而吉凶于此亦可判矣。毒轻者易出易靥，固不必治；毒甚者险证百出，故不得不治。凡治此者，于初热时，急宜用轻扬之剂，汗以散之，但使外感之邪，脏腑之毒，皆作秒汗，尽从毛窍中出，则毒气已减其半，而重者可轻，危者可活矣。即如痘中一切变证，亦无非毒气欲出不能之所为，一经表散，则毒从汗去，而诸证亦必自退。然又当察表里之轻重，或宜解表，或宜清里，或宜托助元气。孰者宜急，孰者宜缓，有不可执一也。故胡氏曰：表热壅盛，非微汗则热不解，里热壅盛，非微利则里不解。失此不治，则毒气渐盛，而逆证随见矣。

散表之法，当知邪之浅深，毒之微甚。表邪甚者微散之，则表不能解，无益于事；表邪微者妄汗之，则表气必虚，痘不起发而反为大害。故惟以得中为贵，亦以微汗为贵，不可过伤卫气也。其有大热不退，肌肤秘密，或气令寒凝之时，则不得不大为表散。一散未应，或至于再，必令身热由汗而退，则毒气自解，可无患矣。此散之微甚，有权宜也。故凡是痘证，最为内外之寒气，务使表里温暖，但得毛窍中常见津津润泽，亦犹庖人吹笼之法，但欲其松，则皮肤通畅，气无不达，痘必易出易收，无不善矣。

痘疮发热之候，宜乍热乍凉者为常。若遍身如火，昼夜不休，为失常也。此当察其表里，酌宜施治。

痘疮初见发热若无虚寒等证，固不得骤用温补，以助火邪，恐致鼓煽痘毒，则反资大害。若无实火大热等证，切不可因其发热，妄用寒凉，必致败脾泄泻，则为害尤甚。此时医之通弊也，大宜戒之。

既经表散之后，须谨避风寒，若使外邪再感，则皮毛闭塞，热毒必将复炽，汗而再汗，必不能堪。又须切戒生冷水果，若误犯之，恐寒湿伤脾而为泄泻不食，则无不致害。

表散之剂，凡初见发热，状类伤寒，未知是痘非痘，即当先用汗散。此时欲散表邪，即当兼调营气，宜以柴归饮为第一，惟大便不实者勿用之，以其性多润也；其次则苏葛汤，再次则升麻葛根汤，或只用加减参苏饮亦佳。若冬月寒胜之时，或气体壮实，表不易解者，须加麻黄，必要表出一身臭汗为佳，但使热退身凉，苗则轻矣。若初发热，有恶寒身振如疟之状者，阳气虚也，宜柴葛桂枝汤加黄芪主之，痘出即愈。

清解之剂，用治表里而兼清兼散也。凡热之甚者毒必甚，若身常有汗而大热不退，或兼烦躁热渴者，此其内火熏蒸而表里俱热也，须两解之，宜连翘升麻汤或如圣汤。若身热烙手而目赤口干，二便热秘，烦闷不安者，此表里俱实也，宜柴胡饮子，甚者大连翘饮、双解散，或调益元散以利之。

表汗已透者，不得再汗，恐外亡阳而内伤气也。

发热之时，有腹痛胀满者，必外邪与毒气相并，未得外达而然，宜参苏饮加砂仁，温而散之。

初热时，有惊搐谵语者，是为痘搐。微见而随止者不必治；若元气强壮而搐之甚者，宜羌活散调制过朱砂以表之；若痰涎壅盛，喉内作声者，宜煎生姜汤调化痰丸服之，或抱龙丸亦可。

此时渴欲茶水，只宜少与葱白汤，既可止渴，亦可疏表。

痘疮首尾皆畏泄泻，宜检本条速为治之，否则内溃脱陷之祸不可胜言也。

徐氏曰：凡解表之药，必在红点未见之前，如热之甚者，邪毒必甚，宜败毒散或参苏饮，调三酥饼。

张翼之曰：凡痘疮一见红点，便不可用升麻葛根汤，恐发得表虚也。程晨峰曰：治痘者不可轻用升麻，恐提气上冲，引动肺气也。按：此二家之说，是皆治痘之大要，甚属有理，但其中亦有宜否之辨。如阳气下陷，不能透达肌表者，则暂用升麻，固其所宜。又或虽见红点而表有热邪未解者，则仍宜解散，亦不可缓，此二说者，虽不可坚执，实不可不知也。

吴东圆曰：初热时，只有二事，惟去邪扶正而已。邪热盛则去邪，而正气自旺；正气衰则扶正，而邪热自退；正气盛而痘自发，热为痘用，则不为害矣；邪气退而正气不受烁，血脉充裕，则痘自泰矣。须于此时看明，下手迟则无济于事矣。

报痘三朝治款二五

痘之形色初见，吉凶攸分，而寒热虚实亦已可辨。凡调摄挽回之力，惟在此时尤为紧要。且痘出三日内，毒在半表半里之间，关系最重，故妄汗则成斑烂，妄下则成陷伏，寒凉过用必伤正气，燥热过用则助邪气，虚寒不补则陷伏痒塌，实热不解则变黑归肾，倘有一差，死生立判，医者于此，不可不为之慎。

痘疮见点后，身热稍退，别无内热等证，或色不甚红，顶不甚突者，便有虚象，虽在三五日内，亦切不可用寒凉之药，恐伤脾胃，为害不小，须以保元汤或六物煎之类为主，因证加减，以培养之。

痘疮必因热而出、因热而起，若热甚则血燥血枯，其出反难，故于未见点之先，必须察其寒热，预为调理，若有热证，勿得过用辛热气分等药，恐助火邪，致滋多变。

此时最畏泄泻，宜按本条急治之。

见点太早者，有吉凶虚实之辨。凡发热一日，或才热便见，必血热毒盛之所致，其证多凶，但得痘稀而饮食如常，别无他证，则亦无害。若其形气本弱而痘现速者，此营热卫虚，不能约束于外，故出现太骤，须兼实表，庶可免痒塌溃烂之患，宜实表解毒汤主之。如发热一日便出而密者，其证最凶，其毒必甚，此证最忌温补，宜搜毒煎加柴胡主之，或羌活散加牛蒡子、紫草、蝉蜕，或调保婴丹。热甚者，调退火丹或双解散急治之，可保一二。其有痘虽出早而色不红紫，热不甚者，此全属表虚之证。如保元汤、六物煎之类，亦所当用。

痘出不快者有数证，须审其有无外感内伤而辨治其所病。如冬月严寒，或非时阴邪，外闭寒胜而出迟者，宜五物煎加生姜、麻黄、细辛之类主之，或五积散亦佳。如夏月火热熏蒸，以致血热气虚，烦渴发躁而出迟者，宜人参白虎汤加木通、干葛主之。有因时气不正，为风寒外邪所袭，以致皮腠闭密、发热无汗而出迟者，其证必头痛鼻塞，四体拘急酸痛，宜疏邪饮、参苏饮、惺惺散之类主之。若本无诸邪而出不快者，此气血内虚，不能驱毒托送而留连于内，宜十宣散或托里消毒散。若气分大虚而出不快者，宜保元汤、六气煎。血分大虚者，宜五物煎或六物煎加减主之。若内有所伤，气滞而出不快者，宜匀气散、橘皮汤加减主之。头面出不快，当用川芎、荆芥、羌活、防风、天麻之类为引使。胸腹出不快，当用藁本、升麻、紫苏，及紫草木通汤。四肢出不快，当用桂枝、干葛、甘草、连须、紫草、葱白，各加生姜为佐，连进二服，出自快矣。

痘不起发者，虽证有不同，然率由血气内虚，不能托送者居多。此中或宜兼解散，或专补元气，当辨而治之。凡出齐之后，或被风寒所闭，而发热头痛，陷伏不起者，宜羌活散、参苏饮加内托等药治之。若红点初出，暗昧干燥不起发者凶，宜四物汤加紫草、红花、丁香、蝉蜕、官桂，或调无价散，量儿大小与之。若便实内热，隐隐肌肉间不起发者，宜紫草饮子。若血分微热而毒不能达者，宜托里消毒散。若气虚气陷不起者，保元汤或蝉蜕膏加黄芪。若血虚不起者，芎归汤、四物汤。若血分虚寒不起者，五物煎。若气分虚寒不起者，保元汤、六气煎。若气血俱虚不起者，六物煎、托里散。凡以上补助气血等剂，须加好酒、人乳、糯米更妙。凡发痘之药，用本不同，有以毒攻毒而发痘者，如穿山甲、人牙、蟾酥、蝉蜕之属是也；有解毒清毒而发痘者，如紫草、红花、牛蒡子、犀角、木通、连翘、金银花之属是也；有升提气血而发痘者，如川芎、白芷、荆芥、升麻、蔓荆子之属是也；有解散寒邪而发痘者，如麻黄、桂枝、柴胡、干葛、防风、紫苏、葱白之属是也；有行气行滞以通壅塞而发痘者，如丁香、木香、陈皮、厚朴、山楂、大黄之属是也；有益火回阳、健脾止泻而发痘者，如附子、肉桂、干姜、肉豆蔻之属是也。凡此者，孰非托里起痘之法，然但可以此为佐，而必以血气为主，则在乎四君、四物、十全大补之类，庶乎随手而应，无不善矣。

虚证见于报痘之时，即当速为培补，失此不治，必不能灌浆结痂，十日后必致不救。盖痘疮实热者毒盛可畏，虚寒者内败可畏，但实热证显，虚寒证隐，人多误认，故为害反甚。且痘疮之所赖者，惟饮食血气。饮食之本在脾胃，血气之本在肝肾，但使脾胃气强，则滋灌有力，而无内虚陷伏之忧，气血充畅则毒皆生化，而无表虚痒塌之患。此其在气在血，或微或甚，所当早辨而治也。凡痘出灰白不红绽，或灰黑顶陷，或身无大热，皮嫩色光，溶溶如淫湿之状，或口不渴，饮食少，腹膨溏泄，二便清凉，皆表里虚寒证也。若气虚者，宜调元汤、四君子汤。气虚微滞者，五味异功散。气虚宜温者，保元汤、六气煎。脾气虚寒者，养中煎、温胃饮，或理中汤。血虚者，四物汤。血虚宜温者，五物煎。气血俱虚者，六物煎、五福饮，或八珍汤。气血俱虚而寒者，十全大补汤。脾肾血气大虚大寒者，九味异功煎、六味回阳饮。脾胃虚寒气滞者，陈氏十二味异功散。凡痘疮色灰白不起发者，气虚也，候出齐，以保元汤和木通、川芎最稳。

火证热毒在见点之后，宜速为清解，若不早治，则日甚一日，必致不救。凡见点太赤，根下皮色通红，此血热气有不能管束也，后必起发太骤，皮嫩易破，或痒塌不可救，宜急清血分之热，用凉血养营煎，或鼠黏子汤，或用六味消毒饮加芍药治之；或四味消毒饮、益元散俱佳。凡痘疮已现，毒泄则热当自解，若疮已出而壮热不减，此毒蕴于内，其势方张，其疮必密，宜解其毒，用柴葛煎或鼠黏子汤。凡见点之后，壮热不退，或三四点相连，色红带紫，或根窠焦色，红紫成片，或口唇热躁，烦渴喜冷，舌上有苔，或二便燥涩，此表里皆热、毒盛之重候，急须清热解毒。如表热甚者，宜柴葛煎，里热甚者，宜搜毒煎加柴胡，或用六味消毒饮加酒芩、木通、栀子、黄连、山楂、蝉蜕、归、芍、红花之类，或调退火丹加减用之。如热毒内甚而发惊狂谵语者，宜用紫草煎汤，磨犀角汁调朱砂益元散或退火丹解之。以上凡解毒之后，红紫退，二便调，能食不渴，此表里皆清也，切勿再为解毒，须急以保元汤、四物汤、六物煎之类调补气血，以助灌浆收靥，否则恐变痒塌而不能善其后矣。如痘疮内热之甚，大便硬结不通，大渴烦躁，腹胀满，脉见洪数而痘出不快者，此热毒壅伏于内，须通利之以祛其热毒，宜柴胡饮子或三黄丸，甚则承气汤，或用猪胆导之。然此惟热毒在里，痘形未见，不得已而微下之可也。若斑点隐隐见于皮肤中者，此已发越在表，乃痘疮正发之时，切不可妄用下药。凡痘疮初出，但见红点稠密，急用缠豆藤烧存性，加制过朱砂，连进二三服，或用薄荷、牛蒡子煎汤，调退火丹服之，另用吴茱萸为末，以水调摊足心，引下热毒，亦可解散其势。

痘出变黑，乃危证也。盖痘疮赖血气滋灌，血足气充，则痘自红活。若热毒熏烁，则成焦黑；若阳气不充，则成灰黑。且黑为水色，其亏在肾，以阴犯阳，最为恶候，当辨而治之；若热毒凝聚，大便秘结，或烦躁热渴而为焦紫黑陷者，须通其便，先以解里之急，宜柴胡饮子或当归丸。得利后，宜即以紫草饮或加味四圣散以化表之毒，仍用胭脂汁以涂之。若大便不结，别无大热等证而痘色黯黑者，总由脾虚不能制水，故见黑色，宜速用五物煎，或保元汤加紫草、红花服之，外点以四圣丹、胭脂汁。若渐见红活则吉，若更干黑则凶。《心鉴》云：凡治黑痘，当用保元汤加芎、桂补提其气，气旺则诸毒自散，黑者转黄，屡试屡验。

夹疹夹斑证，本非痘中吉兆，然亦有轻重之辨，宜酌而治之。外有本条，仍宜参阅。凡发热二三日之间，痘形未见，忽然遍身发出红点一层，密如蚊蚤所咬者，决非痘也，此乃斑疹之属，多为风寒所遏，不能发越而斑先见也，宜疏邪饮、柴葛煎，或败毒散之属微散而解之。但得身凉，斑必自退，再越一日，痘出必轻矣。凡痘夹斑疹齐出者，亦宜辨其寒热；若表里俱热而邪不解者，宜柴葛煎加减主之。若热邪不甚而表邪甚者，宜疏邪饮，或柴归饮加羌活、防风、干葛之类主之，或败毒散亦可用。若痘夹红斑如绵纹者，宜凉血化毒汤加柴胡、黄芩、玄参、犀角之属主之。若痘出夹斑夹疹而眼红唇裂者，表热也；烦躁大渴，妄言妄见者，里热也。表里俱热，最为凶证。若不表里兼治，何由得解？宜双解散主之。若加闷乱气喘者，必不治。

贼痘者，于出齐之后，其中有独红独赤独大，摸之皮软而不碍手者，此贼痘也。过三日之外，必变成水泡，甚至紫黑泡，皆危证也，急用保元汤，或六气煎加紫草、红花、蝉蜕解之，或用灯草、木通煎汤，调下益元散，利去心经之热而红自退。如已成水疱，宜用保元汤，倍加四苓散利之，此秘法也，不然则遍身擦破，臭烂而死。

病于未出之先，倘有湿疮脓水流注者，用滑石末敷之，以防其漏气，或真正绿豆粉亦可。

起发三朝治款二六

痘疮放标之后，渐渐起胀，但肥胖一分，是胎毒发出一分，胖尽而毒出尽也。有不起者，或因元气之弱不能送毒，或有杂证阻滞不能升发，皆痘前之失调理也。此时当速治之，否则后难为矣。

痘宜渐发者吉，若一齐涌出，皮肉虚肿者，此表虚不能收摄，故奔溃而出，后必痒塌，或成溃烂，急宜人参固肌汤或芎归汤。若血热者，宜凉血养营煎；虚甚者，宜六物煎；毒盛者，宜六味消毒饮或四味消毒饮出入用之。

痘不起发，或起而不透者，多由元气内虚，不能托送，故毒气留伏不出也。毒不尽出，则变证莫测。凡见此者，速当救里以托其毒。然当察其气分血分，辨而治之。盖痘之壮突由乎气，肥泽由乎血，气主煦之，血主濡之也。若形虽壮而色见枯者，此气至而血不荣也，宜四物汤加人参、麦门冬之类主之。

若痘色红润而形平陷者，此血至而气不充也，宜保元汤，或六气煎加川芎主之。若形色俱弱而不起发者，此气血俱不足也，宜六物煎加减主之，或保元汤、十全大补汤调无价散或独圣散与之。若冬春之间为寒气所抑，不能起发者，宜麻黄甘草汤加归芪，或十宣散主之。若夏秋火盛不起而烦渴秘结内热者，宜人参白虎汤。若痘疮起胀迟延不红活者，宜保元汤，或六物煎加丁香、山楂、糯米、人乳、好酒主之，或用无价散量儿大小以好酒调服。凡痘疮起发，通身皆欲其透，惟四肢稍远难齐。若脾胃素强能食者勿虑，惟脾胃素弱食少者，四肢多有不透，以脾主四肢，津液不能灌溉故也，宜以补脾为主，用快斑越婢汤加当归，或黄芪建中汤加人参、防风。若因误服凉药而致白塌不起者，宜理中汤或胃爱散。

痘虽起发，若灰白色或顶陷者，气虚也，切不可用寒凉之药，须六气煎加丁香、川芎、人乳、好酒主之，或保元汤倍加酒炒黄芪、当归，亦佳。

痘虽起发红活，若顶平色嫩，皮薄不能坚厚者，此气虚也，必恐变为痒塌，宜六气煎或六物煎加减主之，或十全大补汤、十宣散俱可择用。

痘红血散不附者，保元汤加芍药、当归，稍以收敛，归附气位。

根窠淡红，线晕枯燥者，血虚也，宜保元汤加当归、川芎、酒洗红花，再加山楂以行参芪之滞，少加木香以行气而血自活也。

痘虽起发而干枯无水，或青紫黯色，不久必变黑陷，乃血虚之甚也，宜四物汤加人参、麦门冬、紫草、红花，或调服无价散，外用水杨汤浴之，兼用胭脂涂法。

痘疮红甚而引饮渴不止者，名曰燥痘，宜犀角地黄汤之属。

痘色红紫满顶或㿉肿者，血热毒盛也，宜凉血养营煎加丹皮、木通、牛蒡子之属主之。然痘出六日以后，有此证者多死。

痘已出齐而热尚不退，或烦躁发渴引饮，或二火司气之令，可少与冷水数口无妨。盖水性下流，不滞上膈，亦能使毒从小便而出。但不可用生果之类，恐伤脾气也。

痘疮贵颗粒分明，如彼此相串，皮肿肉浮，或于本痘四旁旋出小痘攒聚，胖长渐成一块，此候最险，宜用快斑汤合六味消毒饮以解其毒。

出齐后，痘有小孔，自顶直下至脚，不白不黑，与痘色相同者，名为蛀痘。此因表虚腠理不密而为此证，失之不治，则大泄元气，不起不发，速人之祸也，宜保元汤或六气煎，大加糯米、川芎、丁香，提气灌脓，内补其孔，甚为捷径，连进二三服，必孔满而痘自起，若至黑色，则为疔矣。

口唇为脾之外候，人以脾胃为本，不宜受伤，如初发热即见口唇焦裂，此毒气攻脾，乃恶候也，宜用泻黄散之类以速解之。若不早治，则毒聚于唇，及众痘起发，而唇疮必已先熟，内带黄浆，及诸痘成浆，而此疮已靥，唇皮揭脱，渐变呕恶，呛水昏沉，不可为矣。

灌脓三朝治款二七

脓者，血之变也。痘疮初出，一点血耳，渐起渐长，则由血成浆，由浆成脓，始成实矣。故有血则有脓，无血则无脓也。痘至灌脓，大势已成，此时必以有脓为主，有脓则生，无脓则死，乃必然之理也。故六日以前，有热则宜解毒，无热则宜调养血气，至此自然灌脓。若痘至七日以后，顶陷不能灌脓者，必由先失调治故也，所以治不可缓，必俟浆足，斯可回生。若顶陷灰白，浆脓不至，此气血俱离，无生意矣。

痘疮灌脓，专以脾胃为主，脾胃强则气血充实，脓浆成而饱满坚厚，不须服药；脾胃弱则血气衰少，所以不能周灌，故虽见浆而浆亦不满，或清淡灰白不能作脓，即所蓄微浆，仍是初时之血水。而浆薄无以化脓者，总属血气大虚之候。若不速治，必成内攻外剥之证，宜急用六物煎或六气煎加减治之，或保元汤，或十全大补汤加人乳、好酒与服亦妙。欲辨脾胃强弱，当于饮食二便察之。饮食虽少而大便坚者，脾胃之气犹可也，但微加调补，以能食为贵。若大便不实，或见溏泻，则最为可畏。盖一泻则浆停，泻止则灌满矣，速宜用温胃饮，甚者用陈氏十二味异功散主之。如痘当作脓之时，犹是空壳，此血不附气也。血既不至，则毒何由化？宜五物煎，或四物汤，或紫草散加蝉蜕主之。如顶陷脓少，或服内托药而暂起复陷者，血气大虚故也，宜十全大补汤倍加参、芪、当归、糯米，煎成和人乳、好酒服之，此助灌之妙法也。

灌脓三朝之内，若身凉而痘色灰白，或不进饮食，或寒气逆上而为呕吐，或腹胀，或泄泻而手足逆冷，此皆纯阴无阳之证也，急宜用保元汤加二仙散连进数服，甚者必须九味异功煎，或陈氏十二味异功散，皆可择用。若寒战咬牙泄泻等证，俱同此治。

手足灌脓饱满者，方见脾胃之强，气血之足也。若色见灰白，浆水清薄，或瘪塌不起者，此必脾胃之弱也。或灌浆已完，而四肢犹有不灌者，恐终变痒瘙之证，宜快斑越婢汤，或六气煎加防风、白芷以达之，庶无陷伏之患。若毒有未透，亦恐关节之处，靥后致生痈毒。

痒瘙不止者，虽曰气血俱虚，然亦由火力不足，故不作痛而作痒也，宜六气煎，或五物煎加防风、白芷、木香、蝉蜕主之。《心鉴》曰：气愈虚则愈痒，当用保元汤倍黄芪以助表，少加芍药以制血，其痒自止。若将靥发痒，此毒退血活，新肉和畅，自然之理也，不必治之。

灌脓痛楚不止者，气滞也，少下保元汤加山楂、木香以行滞气。如脓色盛满，大下四苓散利之而痛自止。

痘疮起发之后，不作脓者有四证：有内虚而不灌者，专宜托补气血，治法如前；有感风寒，邪居肤腠而不灌者，宜温散之，以柴葛桂枝汤加黄芪、白芷；有热毒炽盛，身壮热，津液干涸，小便赤热而不灌者，宜托里解毒利小便，以紫草饮子，或用辰砂六一散解之，俟热退后，方可用保元汤，热甚者，大连翘饮，若大便坚热，数日不通而不灌者，宜猪胆导之，使气得疏通，则营卫和畅，不然恐成黑陷也；有触秽气而不灌者，外宜熏解，用胡荽酒或辟邪丹，内服紫草木香汤或紫草快斑汤。

程氏曰：凡顶陷无脓者为逆，但得根窠红润，血犹不散，急用保元汤和芎、归、白芍、丁香、糯米煎熟，加人乳、好酒温服。若色白如水晶，内无脓者，治亦同。但得脓痘相间者犹可治，若纯是水晶色者决死。若地红血散有热者，去丁香，加白芍、地骨皮，以敛血退热。若寒战咬牙，宜以木香散、异功散选用。

程氏曰：凡正壮之时，有痘虽起壮而皮肤无力，按之水浆就出，虽肉色不暗，此乃名为假壮，至十一二日决不能回浆结靥，内攻而死，可急用保元汤加丁香、川芎、糯米，提气灌脓自愈，此即名内托也。凡内托之法，即保元汤加川芎、丁香便是，不必《千金》内托也，但按本方佐使用之。

痘将灌脓之时，忽面上有干靥者，即倒陷证也，宜速用八珍汤，或六物煎加金银花、牛蒡子、连翘、麻黄之属，水煎熟，调独圣散服之。服药后，若干者复起作脓，未干者即壮而饱满，或空地处再出补空小痘者上也。若痘不作脓，空处或发痈毒者次也。若连进三服而干者不肿，未干者不饱满，补痘不多，则最险证也，宜以十全大补汤加金银花调治之。

灌脓时发白泡如弹子者，用枣针刺去其水，外以滑石末敷之，内服保元汤加石榴皮、茯苓以利皮肤之水。如发紫泡，乃毒溢皮肤之上也，此证必危。

疮烂成片，脓水不干者，用滑石末敷之，或败草散敷之，加珍珠尤妙。

痘疮有重出者，凡痘疮破损溃烂处，但得复肿复灌，不致干枯，或于原无痘处复出一层，如初出之状，亦以渐起发灌脓者，此皆余毒未尽，赖里气充实，毒不得入，故犹出于表而不成倒陷，是皆逆中之顺证也。但痘疮重出一番，必其人能食而大便坚，乃足以胜其再作之毒，自无足虑也。如食少而大便润者，宜用十全大补汤之类补而调之。若自利者，宜陈氏十二味异功散、肉豆蔻丸主之。盖病久气虚，惟利温补，不可再解毒也。

结靥三朝治款 二八

痘疮灌脓之后，肥泽坚实，以手摸之，疮头硬而微焦，此欲靥也。靥时干净，无突陷淫湿破绽，色苍蜡，皮坚厚，外明内暗，尖利碍指者，此为正靥。若痘虽似干而痂薄如纸，或有内证未除，此痘之极险时也，急宜调补，庶不致害。

痘疮自出起至十日、十一二日，当从口唇头面以渐收靥。但自上而下者为顺，自下而上者为逆。察有他证，速宜治之。

将收靥时，而一向身温忽然发热者，名为干浆，是亦常候。此时不可轻用汗下。若有风寒外感及饮食所伤，乃当随证治之。

痘疮收靥太迟，或当靥不靥者，证有数种，当详辨治之。大都当靥不靥之证，惟脾胃弱、中气虚者居多。盖中气虚则不能营养肌肉，使之成实，亦或致溃烂也。但察其别无他证而形色气血俱虚者，宜内用十全大补汤，外用败草散衬之。若当靥不靥，微热脉大而别无他证者，此阴分之不足也，宜四物汤倍加芍药、何首乌。若血虚热毒未清者，宜四物汤加牛蒡子、木通、山楂。若因食少脾胃气虚而不收者，宜六气煎或六物煎加减主之。若频见泄泻，脾胃弱，肌肉虚，或腹胀烦渴而不收者，宜陈氏十二味异功散或木香散，外用败草散敷之。若当靥不靥之际，忽见头面温，足指冷，身不热，或泄泻腹胀，气促烦渴，急与陈氏十二味异功散或九味异功煎，迟则不救。凡痘疮将靥之时而见泄泻烦渴、腹胀咬牙等证，多有难救。若与蜜水生冷等物，必烦躁转加而死。有因饮水过多，或触于湿气，以致脾胃肌肉湿淫不收难靥者，宜五苓散，或四苓散加山楂利之。有因热毒未退，肤腠郁蒸，阴不能敛而当靥不靥者，若不速解，则毒必内攻，为害不浅，宜犀角散加芍药、牛蒡子。有内外俱热，阳毒散漫，以致大便秘结，阴气不行而当靥不靥者，宜内用四顺清凉饮或三黄丸，以通其便，外用败草散、猪胆导法。有天寒失于盖覆，疮受寒凝而不收者，宜服五积散，外用乳香或芸香于被内熏之。有天热过暖，痘被热蒸不收者，宜内服人参白虎汤，或五苓散、四苓散以利湿热，外用天水散扑之。有为邪秽阴寒所触，致伤元气而不靥者，宜保元汤或十二味异功散，外以辟邪丹熏之，猪髓膏涂之即愈。

痘疮内热，毒邪未尽化而干靥太疾者，后必为目疾，或为痈毒，及诸怪证，宜凉血养营煎少清其火。若大便过于干结者，宜微利之以解其毒，当归丸主之。

痘疮有脓结靥则为善，无脓结靥则为凶，此治之不可缓也。若痘已脓成，不能结靥而反致溃烂，或和皮脱去者，此名倒靥，乃毒气入内也，急须大补中气以托其里，宜六气煎倍加芍药及紫草、防风、白芷主之。若兼湿热者，宜六气煎加芍药合四苓散主之。如头面疮破，服补药后，但得复肿复灌，或遍身无疮处又出一层，谓之补空，虽过期延日而饮食不减，不为大害。若服药后不起不补，此毒已入深，最凶候也。

痘疮无论已溃未溃，于十二日之后，但得结靥，便为佳兆。若痂皮不结，则必成倒靥。其有回之未尽，或遍身俱靥而但有数颗不靥者，终致作痒抓破，亦难必其生也，速宜治之。

靥时色白如梅花片者，此为假回，十二日后当死，此不治之证也。如不泄泻，可速用六气煎或六物煎合二仙散大进救之。

痘疮成脓不靥，以致溃烂，脓汁淋漓，黏着疼痛不可着席者，用败草散或荞麦散，以绢袋盛扑之，更多布席上衬卧尤佳，或用秘传茶叶方亦佳。若欲面上不成瘢者，用救苦灭瘢散，以蜜水调敷之。

痘疮溃烂先伤于面者，凶兆也。如饮食无阻，二便如常，更无他证者，宜内用十全大补汤。如毒盛内热者，宜以解毒防风汤加当归、蝉蜕，相间服之，外以救苦灭瘢散敷之。

痘疮于未灌之先，或曾伤犯破烂成疮，及诸痘收靥，此独不靥，脓汁不干，更多痛楚，若不急治，渐成疳蚀，损伤筋骨，以致横夭，宜服十全大补汤，外敷救苦灭瘢散或白龙散。

痘疮抓破去皮而犹有血水者，急用六气煎或六物煎主之，外以白龙散敷之。

痘有臭气。凡当收靥之时，臭而带腥者，此痘疮成熟之气，邪气自内而出也，为吉；若臭如烂肉，浊恶不可近者，此虽似结痂，未可为真，急须清热滋血，宜凉血养营煎或解毒防风汤；若于养浆之时便见臭者，此毒火熏蒸之气积于中而见于外也，大凶，速宜清热以解其毒；若痘疮溃烂不靥而臭不可闻者，名为烂痘，间亦有收靥无事者，只要胃气不衰，饮食如故，不作烦躁，则为可治，宜用八珍汤或四味消毒饮，外用败草散敷之。

痘疮靥后而有生疮溃烂成坑者，须用托里消毒散或解毒内托散主之。如气血俱虚而不敛者，必用十全大补汤。如遍身疮多溃烂、深而无气血者必死。

靥后落痂治款 二九

痘疮结痂，自当依期脱落，其有应落不落及延绵日久者，此亦不可不察而治之，以防他变也。

结痂至半月、一月，黏肉不落，或发痒者，此必表散太过，伤其津液，以致腠理虚涩，无力脱卸故也，宜用人参固肌汤，或以真酥油、麻油润之。如久而不脱，宜六物煎加黄芪、肉桂、蝉蜕主之。切不可勉强剥去，恐伤皮肤，一时难愈。

遍身结痂虽完，若余热未退，蕴蓄肌表，或身热，或烦渴而痂不落者，宜凉血养营煎或解毒防风汤，酌宜用之。如热甚者，宜大连翘饮加地骨皮主之，外宜用滑石为末，以蜂蜜调匀，鸡翎扫润痂上即落。

痘瘢突起，作痒不止者，此热毒未尽也，宜解毒防风汤主之。

痘瘢发痒，剥去痂皮，或血出，或复成脓如疮疥者，此血热气虚也，宜四君子汤或四物汤加红花、紫草、牛蒡子治之。

收靥迟而痂不落，昏昏欲睡，此邪气已退，正气未复，脾胃虚弱也，宜五福饮或调元汤，缓缓调治之。若余火未清者，宜酸枣仁汤。

痘痂既落，中气暴虚，多有不能食者，宜五味异功散或养中煎以调之。

收靥落痂之后，若余热不退，谵语昏沉者，用辰砂六一散，以小柴胡汤调服之。若大便秘胀者，宜当归丸利之。热甚者，用大连翘饮最妙。

原痘不灌脓，干如豆壳，虽痂落而疤白，或有余热不退者，虽过一日亦要死，宜速用八珍、十全之类调补之。或毒盛者，仍须先用消毒散。

痘痂既落之后，血气未复，极当调护，切不宜澡浴及食饮生冷，伤饥过饱，损伤脏气，致生他病，为终身之患也。慎之！慎之！

痘后余毒发热三十

疮痘无论疏密，只要毒出得尽而无留伏，其发以渐而透，其收以期而净，岂尚有余毒哉！若出不能尽，发不能透，收不能齐，其人自有余热，或渴而腹痛吐泻，或小便赤涩，大便秘结，精神昏愦，四体倦怠，饮食减少，坐卧不安，是皆余毒未净之证。凡出之净者，作三四次出，大小不一，至成浆收靥之时，于疮空中犹有补出者，此皆出之尽也。若只始出一层，后无补空之痘，此必尚有伏也。又发之透者，必于手足候之，盖手足部远，气不易达，若能充拓饱满，浆气颇足，可谓发之透也。若只平塌不能成脓，此毒虽出而未能旁达四肢，必有留而伏者。又收之齐者，自面而下，痂皮洁净，中无溃烂，可谓之齐。若收之太早，或不成痂，此必有内陷之毒也。凡若此者，皆有余毒，须察部位经络、寒热虚实，或补或利，或解或散，以平为期。若治之不应不已者，此坏证也，不必妄行攻击。

痘后发热不减者，此有虚实二证：如能食而烦渴，小便赤，大便秘者，实也，宜四顺清凉饮、三黄丸之类主之，若痘后余毒未净，有诸热证者，惟大连翘饮为最佳；如大便不秘，小便不赤，坐卧振摇，饮食少进者，虚也，宜调元汤或五福饮加芍药之类主之。

《心鉴》云：痘后余热者，虚热也。虚热多发于午后，脸赤唇红，或妄言谵语，切不可作实热治，当用调元汤或保元汤加黄连，热甚者，宜大连翘饮。若妄用攻下，使胃气一虚，则变生他患，致成坏证，不可治矣。

徐氏曰：痘后余热不除者，当量其轻重而治之，大热则利小便，小热则宜解毒。盖利其小水，使心火有所导引，虽不用凉药，而余热自无容留矣。小热宜解毒者，盖小热不解，恐大热渐至矣。利水者，宜导赤散；解毒者，宜犀角地黄汤。若但身表发热而别无他证者，只宜柴胡麦门冬散。

禁　忌三一

痘疮起发之初，全要避风寒，远人物，节饮食，守禁忌。若到养浆之时，尤宜谨慎，如天气大热则撤去衣被，当令清凉，但谨门窗帷帐，勿使邪风透入。如天寒则宜厚添盖护，房中勿绝灯火。如或作痒，须为抚摩，勿使搔破，以致难灌，最当慎也。

痘疮房中，凡诸臭秽腥香之气，及僧道师巫之人，或骂詈呼怒，震惊歌乐，扫地，对面搔痒，对面梳头之类，皆不可不避。

房中欲辟臭秽，惟烧辟邪丹，或红干枣，或黄熟香皆佳。若苍术之气则太峻也。

饮食最宜调和，无使太过不及。或好食何物有不宜者，但少与之，以顺其意，若禁固太严，使之忿怒，恐反助火邪，但不可纵耳。至若助火生风及葱蒜泄气等物，皆所当慎。

痘疮前后，大忌猪肉、鱼酒之类，恐惹终身痰咳。

痘疮平复之后，勿与鸡鸭蛋，食之则伤神。

痘疹退后，须避风寒、戒水湿，如犯其邪，则终身咳嗽，患疮无有休日。

东垣曰：痘疮宜避一切秽恶气及外人入房，远行劳汗气，腋下狐臭气，房中淫液气，麝香臊膻气，妇人经候诸血腥臭气，硫黄蚊烟气，厕缸便桶气，误烧头发气，吹灭灯烛气，鸡毛鱼骨气，葱蒜韭薤气，以上皆不可犯。需要时常烧乳香之类甘香之气，使之渐闻，则营卫气畅，可无倒靥陷伏等患。

陈氏曰：凡痘疹热渴，切不可与瓜柿蜜水等冷物及清凉饮、消毒散等药，恐损脾胃，则腹胀喘闷、寒战咬牙而难治。轻变重者，犯房室，不忌口，先曾泻，饮冷水，饵凉药也；重变轻者，避风寒，常和暖，大便调也。

薛氏曰：前证若兼吐泻，手足指冷，属内虚寒而外假热也，最忌寒凉。若大便不通，渴欲饮水，则蜜水之类又当用也。但当审其热之虚实可也。今北方出痘，多有用水，无不愈者，盖北方多睡热炕故也。

出不快三二

陈氏曰：凡痘疮出不快者，多属于虚，若误谓实热壅盛，妄用宣利之药，致脏腑受冷，营卫涩滞，不能运达肌肤，则不能起发充满，亦不能结实成痂，后必痒塌，烦躁喘渴而死。

薛氏曰：前证亦有各经热盛，壅遏而出不快者，亦有毒甚痘疔而不能起发者，亦有余毒而溃痒者，当细审其因而药之。

景岳曰：按此二子之说，皆为有理，但此出迟不起之证，总是气血内虚不能速达者为最多。若风寒外闭及痘疔留毒而不出不起者，虽亦有之，但不多耳。再若各经热盛而壅遏不出者，则尤为最少，何也？盖热盛者毒必盛，毒盛者势必疾速，而或密或早，无能缓也。故凡治此者，必当察其热之微甚，以辨虚实，再察外邪之有无以辨表里。如无外邪，亦无痘疔而火邪不甚者，则尽属虚证，宜从温补，不得杂乱，以遗后患也。诸治法详报痘三朝治款中。

陷 伏 三三

凡看痘之法，其出欲尽，出不尽者伏也；其发欲透，发不透者倒陷也；其收欲净，收不净者倒靥也。伏惟一证，陷有数种。凡毒之伏者，患在未壮之先，其人疮虽出而热不少减，或烦渴，或躁闷，此必有伏毒未得全出也。陷则患于既壮之后，其血渐干而变黑者，谓之黑陷；浆脓未成而为痒瘑，或破损者，谓之倒陷；浆脓既成而复湿烂，皮破不肯结靥，收不干净者，谓之倒靥，亦陷类也。是皆恶候。凡治此者，使非猛峻之剂，安能望其回生？时医欲以寻常之药救此危病，其犹放雀搏鹯、驱羊敌虎耳。故其轻者宜夺命丹，重者宜神应夺命丹，则其庶几耳。倘服药后而后增黑色者，为必不治之证。

痘之留伏毒不尽出者，证有不同，当辨治之。有元气不足而托送无力者，此必禀赋素弱，饮食素少，身无大热而出有不透，即不足之证也，宜十宣散、蝉蜕膏之类加独圣散主之。若虚而有热者，宜人参透肌散。有毒盛气滞，留伏经络而出不透者，必其人气体厚浊，身有大热而汗不易出，即皆有余之证，宜荆防败毒散主之。若表里俱实，外有大热，内有秘结烦满而留伏不透者，宜双解散。

干黑不起而倒陷者，当分五证：一则内虚而阳气不能外达，故致出而复没，或斑点白色，或见灰黑倒陷者，必其人不能乳食，或腹胀内寒，或手足冷，或吐泻，或寒战咬牙，皆内虚也，速宜温中，轻则十宣散、六气煎，甚则陈氏十二味异功散或九味异功煎，外用胡荽酒喷之，或更用十全大补汤，但得冷者暖，陷者起，黑者红活，便是佳兆，若服药后而反加烦躁昏乱者死；二则毒气太盛，内外熏灼，不能尽达于表，因而复陷于里，乃致热烦躁扰，气喘妄言，或大小便不利，渴而腹胀，是皆毒气之倒陷也，轻者利小便，宜大连翘饮、通关散，或四顺清凉饮，甚者通大便，宜承气汤，并外用水杨汤浴之，得利后疮出则佳，更用加味四圣散调治之，凡治此者，但得阳气不败，脾胃温暖，身温欲饮水者生，若加寒战身冷，汗出耳尻反热者死，三则外感风寒，肌窍闭塞，血脉不行，必身痛，或四肢微厥，斑点不长，或变紫黑如瘾疹者，此倒伏也，宜温肌散表，用桂枝葛根汤加麻黄、蝉蜕，或紫草饮，外用胡荽酒喷之，但令温散寒邪，使热气得行，则痘自长矣；四则或因误下，毒气入里而黑陷者，先宜六气煎或温胃饮以培养胃气，如表有未解者，后宜柴葛桂枝汤以疏散于外，甚者再加麻黄；五则以房室不洁，或为秽恶所触而黑陷者，宜内服紫草饮子，外用胡荽酒喷之，或用茵陈熏法，并用辟邪丹。

将起发时，虽有浆水，但色见黑黯者最为可畏，急宜六气煎加川芎以养血气，血气旺则毒自散而色自活矣，或以十全大补汤合无价散主之。

凡倒靥之证，亦须看大便何如。若大便秘结而内热者宜利之，以四顺清凉饮或三黄丸主之；若大便不实而内不热者宜补之，以六气煎或十全大补汤加防风、白芷，甚而泄泻者，宜陈氏十二味异功散；有虽不泄泻而虚寒甚者，宜九味异功煎，并外用败草散。

治陷伏证有三验法：凡服药之后，但得陷者复肿，渐以成脓，乃一验也；若原疮已干而别于空处另出一层，起发成脓，渐以收靥者，二验也；亦有不肿不出，只变自利，下去脓血而饮食精神如故者，三验也。有三验者吉，无则凶。

痒瘙抓破三四

诀云：虚则痒，实则痛。又曰：诸痒为虚。此固其辨矣。然实即兼热也，虚即兼寒也。盖如疮疡之痛，必由乎热，今不作痛而作痒，此其无热可知。无热由乎阳虚，阳虚便是寒证。诸有以初起作痒为火者，皆谬也。且凡痘疮发痒，则多为不起不灌而塌陷继之，最可虑也。故凡治痒之法，虽云当补，然尤不可不温，惟温补则营卫和、气血行，而痘自起矣。痘毒既起而透，则多有作痛，尚何痒哉？故痘于起发之时，则宜痛不宜痒也。然痒有数证，亦当辨治如下：

痘疮初见点便作痒者，此邪在半表半里之间，而进退迟疑总由元阳无力，欲达不能也，速当温补阳气，兼以疏散，但使腠理通畅，则痘自起而痒自止矣，宜六气煎加川芎、白芷、防风、荆芥之属。若虚在血分而色白者，宜六物煎或五物煎加减主之。

痘疮出齐之后，但是作痒，俱宜保元汤或六气煎加川芎、当归、防风、荆芥治之，或用十全大补汤，或用蝉蜕膏。

血渗肌肤，咸蜇皮肉而作痒者，亦以气虚而然，宜保元汤加芍药、当归以制血，或加丁香以治里，官桂以治表，表里俱实，自不作痒。

程氏曰：凡前后痒塌，宜保元汤加何首乌、牛蒡子、白芍药，何首乌须赤白兼用。

痘疮干而作痒者，宜养血润燥，以五物煎加防风、荆芥，外用茵陈熏法。

痘疮湿而作痒者，宜补气去湿，以四君子汤加防风、荆芥、桂枝以解之，外用茵陈熏法。

头面为诸阳之会，若痒而抓破，则泄气最甚，速宜六气煎或十全大补汤加防风、荆芥、何首乌之属以培补之。但得复肿复灌而饮食如常则无害，若痒不止而满面抓破者，必死。

遍身发痒抓破，脓血淋漓者，宜参芪内托散，倍加当归及白芷、荆芥、木香，使气和血行，其痒自止，外以败草散敷之。

疮痒溃烂，黏衣连席难任者，内服十全大补汤加防风、荆芥，外用败草散。

痘疮见形而皮肉红艳，起发而皮嫩多水者，其后多致痒塌也，急须先期调补之。

痘疮将收而痒者，其脓已成，其疮已回，邪散而正复，营卫和畅故痒也。不须服药，但谨护之，勿令抓破，以致损伤成疮。

浆脓初化，脓未成而浑身瘙痒不宁者，此恶候也，速当温补气血，用六气煎、六物煎之类加以防风、白芷、荆芥之属，必令痒去方保无虞。若痒甚不休，疮坏皮脱，其毒复陷，谓之痒瘟，必不能活矣。

《活幼心书》云：凡作痒不止，用荆芥穗以纸束之，用刺痒处，以散郁邪，其痒自止，此屡验之法，内服消风化毒汤加参归以解之。

作痛 三五

痘疮作痛，有实有虚，虽曰诸痛为实，然此言亦不可执。若身有大热而大便秘结，烦躁不宁，喘胀作渴而为痛者，此实痛也；若无大热而二便清利，脾气不健，卫气不充，营失所养而作痛者，此虚痛也。实者宜解毒消火，当用解毒汤或四味消毒饮之类主之；虚者宜补养血气，当用保元汤或六物煎之类主之。

头面肿 三六

经曰：热甚则肿。大抵毒盛者必肿，毒微者不肿，故亦可以肿与不肿，察毒之甚与不甚也。然痘疮应期起发，毒必以渐尽出，故头面亦必以渐浮肿，此毒火聚于三阳之分，欲化脓浆，其宜然也。然只宜微肿，而甚肿者大非所宜。若当起发之时，头面全然不肿，必其痘稀磊落，毒气轻浅者然，此最吉兆也。

痘以渐起，面以渐肿，及灌脓收靥而肿以渐消，此常候也。如应肿不肿者，必其元气不足；应消不消者，必其毒气有余，须急治之。

有痘未起发而头面预肿，皮光色嫩，如瓠瓜之状，此恶毒上冲之候也。又有痘点已见，但隐隐于皮肤之中，肉日肿而痘不起者决死。汪氏《理辨》曰：痘起五六日之际，有面目先肿而光亮者，是阳乘阴分，毒不能发也。何也？血乃气之本，气乃血之标，血有不足，则根本之力已亏，故致虚阳动作，其气妄行肉分，区区不足之血，何能载毒而出？七日之后，传经已足，则气退毒陷，阴阳各失其正，尚何可治之有？凡值此者，不可不预调气血，若待临期，无能为矣。

痘正起发头面肿胀时，正面之疮切防瘙痒，不可使之抓破，少有损伤，以致真气外泄，邪气内蚀，则肿消毒陷，多致死矣。但得破者复灌，消者复肿，饮食二便如常，则变凶为吉矣，宜十全大补汤或合苦参丸治之。

头面肿胀而眼目咽喉痛闭者，急宜解毒，眼与咽喉相兼治之，宜消毒化斑汤去升麻，或大连翘饮主之。

兼疫毒之气而头项腮颔预肿者，此必大头风及蝦蟆瘟之属，宜以疫气治之，如大连翘饮及普济消毒饮之类主之。但兼此者亦多凶少吉也。

痘疔黑陷三七

痘有紫黑枯硬而独大，针拨不动，手捻有核者，是为痘疔。若不去之，则一身之痘皆不能起发，或皆变黑色，必致死矣。其有黑大而软者，此名黑痘，慎不可作痘疔治也。

痘疔者，以热毒蓄积，气血凝败而成也。然其类亦有数种，最为恶候，宜谨察之。有初出红点，渐变黑色，其硬如石者，此肌肉已败，气血中虚，不能化毒，反致陷伏也；有肌肉微肿，状如堆粟，不分颗粒者，此气滞血凝，毒气结聚不散也；有中心黑陷，四畔突起戴浆者，此血随毒走，气不能充也；有中心戴浆，自破溃烂者，此气血俱虚，皮肤败坏也；有为水泡溶溶易破者，此脾虚不能制湿，气虚不能约束也；有为血泡色紫易破者，此血热妄行，而气虚不能完固也；有疮头针孔浆水自出者，此卫气已败，其液外脱也。以上数证，虽与痘疔不同，而危险无异，但于五六日间候之，若见一证，多不可治。

凡痘疔及黑陷者，宜内服六气煎加川芎、紫草、红花、木通之类，以补血凉血而疔自退。疔退后，宜大进六气煎或六物煎，外用四圣丹，以胭脂汁调点之。疔若大者，用银针挑破疮口，吸出恶血，入后药末，即转红活。大抵黑陷而疔多或余毒不起者多死。若痘疔挑去黑血，搽药不变，仍是黑色者必死。

《心鉴》曰：痘疔见于四肢，不近脏腑者易治，若穿筋骨者亦难治。但有见于头面腹背，逼近于内者，其势必攻穿脏腑矣。如未穿者，急须治之，用飞过雄黄，以真蟾酥拌匀为丸，如麻子大，挑疔点入，立效。又或用巴豆一粒，去皮膜，合朱砂一分，研烂点入，一时突出即愈，内服无价散，汲井水加猪尾血三五点调下。

痘疮黑陷者，必气不足，血不活也，急宜托里散或六物煎加川芎、肉桂、红花、蝉蜕，调无价散或独圣散，甚者宜九味异功煎或十全大补汤，调无价散，仍外用四圣丹点之。若见焦紫而黑，混身皆是，及身有大热，或大便秘结，内热烦渴者，此亦有火毒之证，宜四顺清凉饮或承气汤合万氏夺命丹，以解其毒。俟火邪略退，即宜用六气煎调无价散，以托其内，亦可望其生也。

痘疮起发之时，但见干燥，其根焦黑，即当速治之。如火邪不甚，证无大热者，惟五物煎或六物煎，为最宜也。如有火证火脉，血热毒盛而焦黑者，轻则凉血养营煎或鼠黏子汤，甚则以万氏夺命丹合而服之。

原有疮疥未愈，至痘出之时，其破处痘有攒聚而形色黑溃者，急以银针挑破，吮去毒血，吐于水中，其血红者可治，黑者难治，须内服加味四圣散或万氏夺命丹，外用万氏四圣散涂之。

靥后痘疔溃烂成坑，内见筋骨者，宜托里消毒散或荆防败毒散加穿山甲、蝉蜕、僵蚕，外用神效当归膏或太乙膏贴之，或以白龙散敷之。

饮　食 三八

痘疮终始皆以脾胃为主，但能饮食则气血充实，而凡起发灌浆收靥，无不赖之。故能食者，虽痘疮稠密，亦自无害；不能食者，虽痘疮稀少，亦为可虞，此脾胃之调，所当先也。然证有不同，最须详审施治。

痘有毒气正盛而不食者，当痘疮正出之时，虽不欲食，但得痘色真正，不为害也。盖热毒未解，于将出未出之际，多有不欲食者，待毒气尽出自能食矣。其有痘已尽出而仍不欲食者，当徐用四物汤加神曲、砂仁、陈皮，一二剂必能食矣。

痘见灰白，别无大热停滞等证，而食少或不食者，必脾胃虚也，宜五味异功散或四君子汤。若胃中阳气不足，不能运化而食少者，此虚而且寒也，宜温胃饮、养中煎或六气煎主之。

凡命门元阳不足，则中焦胃气不暖，故多痞满不食，下焦肾气不化，故多二阴不调，此必用理阴煎加减治之，自见神效，勿谓小儿无阴虚证也。

凡泄泻，或见恶心，或呕吐而不食者，尤属胃气虚寒也，轻则理中汤、六气煎，甚则陈氏十二味异功散，或用六气煎合二仙散主之。

凡脾气不虚，但胃口寒滞，或痛或呕而不食者，宜益黄散。

凡停食多食而不食者，宜大小和中饮以清宿滞，或五味异功散加山楂、麦芽、神曲、砂仁，或合匀气散治之。

凡口疮不能进食，或咽喉疼痛而不能食者，但清其咽，痛止自食矣，宜甘桔汤或加味甘桔汤。

凡外感风寒，邪入胃口则不能食，须表散寒邪，邪散自能食矣，宜加减参苏饮或柴陈煎，或五味异功散加柴胡。

痘后别无他证而饮食不进者，此惟脾气不足，宜五味异功散，或温胃饮、养中煎之类主之。

程氏曰：凡水谷不能运化而饮食不进者，只用保元汤加陈皮、麦芽、神曲、砂仁、扁豆、生姜，呕者加真藿香。

徐氏曰：痘疮不乳食者，有虚实二证：或吐或利，面目青白或青黑色者为虚寒，宜温之补之；若大小二便干涩，面赤而气壅，或渴或热，或目睛黄赤，气粗中满者为实热，宜清之利之。

咽喉口齿 三九

咽喉司呼吸之升降，乃一身之橐籥也。毒气不能舒散则壅聚于此，肿痛闭塞，水浆难入，则死生系之，深可畏也。首尾俱宜甘桔汤加麦门冬、牛蒡子、玄参、杏仁，或加味甘桔汤及

《拔萃》甘桔汤，俱可用。热甚痛甚者，宜东垣凉膈散加牛蒡子，或以甘桔汤合黄连解毒汤加石膏、木通、牛蒡子、山豆根、射干，并外用玉钥匙点之。咽痛便秘者，宜四顺清凉饮下之。以上证治，必其能食肉热者，方可用此寒凉之剂。若上焦虽热而下焦不热，或不喜饮食者，只用加味甘桔汤，徐徐咽服，不必用牛蒡子，恐其性凉伤脾也。

咽喉肿痛，凡痘疮多有是证，但七日前见者为逆，七日后见者无虑。盖起发灌脓之时，内外之痘俱大，以致气道壅肿而然，此痘也，非喉痹之毒也。待外痘既靥，则内证自除矣，不必治之。

徐氏曰：凡咽喉肿痛不能饮食者，内服加味甘桔汤。外看身上有痘之最大者，此其毒气相连，宜用香油灯草燃而淬之，一淬即愈，或用手捻破，以痘疔散涂之。

陈氏曰：凡身壮热，大便坚实，或口舌生疮，咽喉肿痛，皆疮毒未尽，宜用四味射干鼠黏子汤。如不应，宜七味白术散。

痘疮弄舌吐舌者，脾之热也，轻者导赤散，甚者泻黄散。

唇口与五内相通，故热毒内发，口舌必先受伤，毒甚则口舌或紫或白或黑，舌或肿大，此皆实热之证，宜内服黄连解毒汤加石膏、牛蒡子、木通、生地，或东垣凉膈散。若大便干结者，宜《局方》凉膈散，外用玉钥匙点之。若口舌生疳者，以吹口丹或阴阳散敷之。

牙根肿烂成疳者，此阳明热毒内攻也，杀人甚速，宜甘露饮主之，外用老茶叶、韭菜根煎浓汤洗之，仍用翎毛刷去腐肉，洗见鲜血，乃以神授丹或搽牙散敷之，日三次，或绵茧散亦可。若烂至喉中者，用小竹管将绵茧散吹入，虽遍口牙齿烂落、口唇穿破者，皆可敷药而愈。然必有黄白脓水者方可治，若色如干酱，其肉臭烂，日烂一分者俱不治。

牙疳臭烂，气粗热甚，舌白至唇，口臭如烂肉，大便泻脓血，肚腹胀痛，此胃虚毒气内攻、胃烂之证。若山根发红点者，此疳毒内攻，故见于山根，亦胃烂之证，俱不治。

痘疹退后，若有牙龈腐烂，鼻血横流者，并为失血之证，宜《局方》犀角地黄汤加山栀、木通、玄参、黄芩之类以利小便，使热毒下行，外用神授丹治之，不可缓也。若疳疮色白者，为胃烂，此不治之证。

痘疮中论列方_{四十}

保元汤_{痘一}

调元汤_{痘二}

五味异功散_{补四}

四君子汤_{补一}

五福饮_{新补六}

九味异功煎_{新因二二}

四物汤_{补八}

五物煎_{新因三}

十二味异功散_{痘二二}

二阴煎_{新补十}

六物煎_{新因二十}

十一味木香散_{痘二一}

二仙散_{痘二十}

142

痘 疮 下

总论吐泻 四一

凡痘疹吐泻，有不必治者，有当速治者。如初热时即见吐泻，但欲其不甚而随止者吉，盖吐利中自有疏通之意，邪气赖以宣泄，不必治也。其有吐利之甚者则不得不治。又有元气本弱而见此证者，使不速为调补，必致脾气困惫，则痘出之后虚证叠见而救无及矣。此痘前之吐利，其当治不必治，自有轻重之分也。若见点之后，则吐泻大非所宜，速当察其寒热虚实而调治之。

痘疮吐泻，虽曰多属脾经，然亦有三焦五脏之辨。盖病在上焦，但吐而不利；病在下焦，但利而不吐；病在中焦，则上吐下利。故在上焦者，当辨心肺之脾气；在下焦者，当察肝肾之脾气。此五脏之气，各有相滋相制之机，设不明此，鲜不误矣。

痘疮吐泻，大都中气虚寒者，十居七八，然亦有邪实毒盛及饮食过伤而为吐泻者，此宜详审脉证，自有可辨。若果有热毒实邪，则不可误认虚寒，轻用温补，恐反助邪以致余毒痈肿，或为溃烂难收等证。

呕 吐 四二

痘疮呕吐，大都虚寒者多，实热者少，但当以温养脾胃为主。即或有兼杂证者，亦必有实邪可据，方可因病而兼治之，故不得轻用寒凉及消耗等药。

凡呕吐之病，病在上中二焦也，切不可妄用下药，致犯下焦元气，则必反甚而危矣。即或有大便不通者，亦当调补胃气，从缓利导，但得脾胃气和，则升降调而便自达，此不可不知也。

痘疮别无风寒食滞、胀满疼痛等证，而为呕吐或干呕恶心者，必脾胃虚寒也，宜六味异功煎、五君子煎、参姜饮之类主之，或温胃饮、理中汤皆可酌用。

脾气微寒微呕而中焦不寒者，宜五味异功散。

胃口虚寒，呕吐而兼有痛滞者，六味异功煎送神香散，或调中汤亦佳。

脾胃虚寒，吐泻并行者，温胃饮，甚者陈氏十二味异功散。

脾肾虚寒，命门不暖而为吐泻者，必饮食不化、水谷不分而下腹多痛，非胃关煎或理阴煎不可。

凡寒气犯胃，腹胀腹痛而为呕吐者，神香散、益黄散，或加炮姜。若因饮水或食生冷瓜果而作呕吐者，五苓散加炮姜。

饮食过伤，停滞胃口，胸膈胀满而为呕吐者，宜和胃饮，或大和中饮，或神香散。

痰饮停蓄胸膈而胀满呕吐者，宜二陈汤或橘皮汤加炮姜。

三焦火闭，烦热壅滞胃口而为呕吐者，此必阳明火证也，宜橘皮汤加黄连，甚者再加石膏，或用竹叶石膏汤。但此证甚少，勿以虚火作实火也。

程氏曰：凡痘疮呕吐之证，须辨冷热。热吐者，宜六君子汤加姜汁炒芩连；冷吐者，宜六君子汤加丁香、藿香、白豆蔻。

痘疮呕吐不已，声浊而长，或干哕者，最是疮家恶候。

泄　泻 四三

痘疮首尾皆忌泄泻，而后为尤甚。惟初热时，有随泄而随止者为吉。若自见点之后，以致收靥，毒气俱已在表，俱要元气内充，大便坚实，庶能托载收成，苟略泄泻，则中气虚弱，变患百出矣。若初出之后而见泄泻，则必难起难灌；既起之后而见泄泻，一泻则浆停，泻止则浆满；既灌之后而见泄泻，则倒陷倒靥，内溃内败等证无所不至，此实性命所关，最可畏也。今多见妄药误治，败人脾气以致莫救者，犹云欲去其毒，泻泻无害，欺耶昧耶？庸莫甚矣。

凡治痘疹泄泻，只在辨其寒热。热者必湿滞之有余，寒者必元阳之不足。但十泻九虚而实热者极少，故凡见泄泻、呕吐、腹痛而别无实热等证者，无论痘前痘后，俱速宜温救脾肾。此大要也，当详察之。若失其真，误治则死。

虚寒泄泻：凡证无大热，口不喜冷，脉不洪数，腹无热胀，胸无烦躁，饮食减少而忽然自利者，则悉属虚寒。切不可妄用寒凉之剂，再伤脾土，必致不救，宜温胃饮、养中煎、五君子煎，或理中汤、四君子汤之类，随宜用之。若腹有微滞微胀而为泄泻者，宜六味异功煎或五味异功散加砂仁。若泄泻兼呕兼痛而气有不顺者，宜养中煎加丁香、木香，或四君子汤合二仙散。若泄泻而山根、唇口微见青色，或口鼻微寒，手足不热，指尖微冷，泻色淡黄，或兼青白，睡或露睛，此皆脾肾虚寒之证，非速救命门，终不见效，宜胃关煎、理阴煎主之，或陈氏十二味异功散亦可。若泄泻势甚，用温脾之药不效者，则必用胃关煎，或理阴煎之类主之。若久泻滑脱不能止者，宜胃关煎、温胃饮，或陈氏十二味异功散，送五德丸或肉豆蔻丸。若胃本不虚，但以寒湿伤脾，或饮水而为泄泻者，宜佐关煎，抑扶煎，或益黄散加猪苓、泽泻，或五苓散俱佳。

　　蓄热泄泻，本不多见而间亦有之，然必有热证可据，方可用清利之药。如脉见洪数，身有大热，口有大渴，喜冷恶热，烦躁多汗，或中满气粗，或痘色焮肿红紫，或口鼻热赤，小水涩痛之类，皆热证也。且热泻者必暴而甚，寒泻者必徐而缓，皆可辨之。然治热之法，当察火之微甚，勿使药过于病，恐致伤脾，则必反为害。凡湿热内蓄，小水不利，微热不甚而为泄泻者，宜五苓散、四苓散，或小分清饮之类加木通主之。若湿热稍甚，清浊不分而泄泻者，宜四苓散加姜炒黄连，或合黄芩汤治之。若食多脉盛，气壮而泄泻者，当从热治，宜黄芩汤加黄连。若热在下焦，小水赤涩而泄泻者，宜大分清饮，或合益元散。若湿热在脾，泄泻内热而兼腹痛者，宜香连丸。若颊赤身热，头痛咽疼，口疮烦躁而泄泻者，阳明火证也，宜泻黄散。若湿热在脾，泻而兼呕者，黄芩汤加半夏、生姜，或《御药》大半夏汤加黄芩。若内热泄泻而兼气虚者，四君子汤加芍药、黄连、木香。

　　发渴乃泄泻之常候，盖水泄于下，则津涸于上，故凡患泄泻者，必多口干口渴。但干与渴不同，渴者欲饮，干者不欲饮，渴属阳而干属阴，此其辨也。然有渴欲饮水者，此火证也；有渴欲饮汤者，此非火也；有虽欲饮水而不能多者，有口虽欲凉而胸腹畏寒者，此皆非火证也。然则病渴者尚有阴阳之辨，而衄夫但干而不渴者，此实以水亏而然，若作火治，鲜不为害。故凡有久泻津亡而作渴者，当审其热非热而不可不壮其水也。

程氏曰：泄泻须分寒热，寒者小便清，宜理中汤或参苓白术散。然白术、茯苓非泄泻发泡者不宜用，以其渗利故也。按：此说可见治痘者，即渗利亦忌，顾可妄为消伐以残其气血津液乎？

陈氏曰：凡泻频津耗则血气不荣，疮虽起发亦难收靥。如身温腹胀，气促咬牙，烦躁谵妄者皆难治，缘谷食去多，津液枯竭，故多死也，速宜与十一味木香散或十二味异功散。

万氏曰：疮未出而利者，邪并于内里，实也，宜从清毒；疮已出而利者，邪达于表，里虚也，宜治其虚。凡痘疮所忌，惟内虚泄泻。若温之固之而不愈者，此不治之证。

寒战咬牙 四四

寒战者，阳中之气虚也，阳气虚则阴乘之，阳不胜阴，故寒栗而战也；咬牙者，阴中之气虚也，阴气虚者肾元惫，骨气消索，故切齿而鸣也。总之，虚在气分，则无非阴盛阳虚之病耳，非大加温补不可也。

《心鉴》云：七日前见寒战者，表虚也，咬牙者，内虚也；七日后见寒战者，气虚极也，咬牙者，血虚极也。气虚者，保元汤倍加肉桂以温阳分；血虚者，保元汤加芎归以益阴分。余常用六气煎或六物煎加桂附治之，无不应手而止。其有独寒战、独咬牙者，亦一体治之，或合二仙散用之亦妙。

有寒邪在表，身体大热，脉紧数无汗，邪正相争而为战栗者，此即似疟之类，但散其邪而战自止，宜柴葛桂枝汤之类主之。

痘疮灰白溃烂、泄泻而寒战咬牙者，此纯阴无阳之证，宜九味异功煎或陈氏十二味异功散亦可。

痘色干紫黑陷，大小便不通，烦躁大渴而寒战咬牙者，此纯阳无阴、火极似水之证也，宜双解散。

养浆结靥之时，有红紫焮肿，大小便秘，烦渴喜水者，乃表里俱热之证，以疮痛而振摇，忍痛而咬牙也。此非寒战咬牙之属。如热甚而便秘者，宜四顺清凉饮加连翘、木通、金银花之类主之。

筋惕肉瞤似战者，以经络血气为疮所耗，不能荣养肌肉，主持筋脉，故惕惕然肌肉自跳，瞤瞤然肌肉自动，本非寒战之证也，宜十全大补汤之类主之。

陈氏曰：咬牙者，齿槁也，乃血气不荣，不可妄作热治。

寒战咬牙而气喘谵妄、闷乱足冷者，非倒陷即倒靥也，不治。

烦　躁 四五

烦者，扰扰而烦；躁者，烦剧而躁。合言之，则烦躁皆热也；分言之则烦在阳分，躁在阴分，烦浅而躁深也。《难知集》曰：火入于肺，烦也；火入于肾，躁也。痘疹烦躁，大非所宜，若吐利厥逆，腹胀喘促，谵妄狂乱，昏不知人而烦躁者，谓之闷乱，乃不治之证。

痘疮以安静为贵，若忽然烦躁多哭，切须详审其故。如别无逆证而忽然若此，是必疮有痛而然，待脓成则痛止而烦亦止矣，不必治之。其或饮食寒热偶有所因而致然者，但当随证调理之，则无不即安者。

痘疮烦躁兼喘者，火毒在肺也，宜人参白虎汤加栀子仁。

烦躁多惊者，火在心经也，宜导赤散加栀子、麦门冬，或七味安神丸。

痘毒未透，热伏于内而烦躁者，宜六味消毒饮或兼万氏夺命丹。

热甚于内而烦渴热躁者，宜导赤散，或玄参地黄汤加木通、麦门冬，或万氏牛黄清心丸，或四味消毒饮。

邪毒未解，热甚于表而烦躁者，宜柴胡麦门冬散或羌活汤。

痘疮红紫干燥，壮热口渴谵妄者，退火丹，或万氏牛黄清心丸，或用《良方》犀角地黄汤。

阴虚假热，自利烦躁者，肝肾水亏也，轻则五阴煎，甚则九味异功煎或陈氏十二味异功散。

吐利不食而烦躁者，脾气虚也，轻则保元汤、温胃饮，甚则九味异功煎或陈氏十二味异功散。

疮密脓成，营血亏耗，心烦不得眠者，宜三阴煎加麦门冬。如有微火者，宜酸枣仁汤。

昼则烦躁，夜则安静，此阳邪盛于阳分也，宜人参白虎汤，或加栀子。如昼则安静，夜则烦躁者，此阴中之阳虚也，宜三阴煎。如有火邪，亦可加栀子仁。

大便干结不通而烦躁腹胀者，四顺清凉饮、当归丸，甚则承气汤。若大便秘结，痘疮陷伏而烦躁者，百祥丸或承气汤。

喘 急 四六

喘与气促不同，喘者气粗而壅，壅而急，喘为肺邪有余也；促者气促而短，上下不相接续，促为肺肾不足也。此二者一实一虚，反如冰炭，若或误治，无不死也，当详辨之。

寒邪在肺作喘者，此外感之证，必咳嗽多痰，或鼻塞，或身有微热，或胸满不清，治当疏散肺邪，宜六安煎或二陈汤加苏叶主之。若寒邪外闭之甚者，仍宜加麻黄、北细辛之类。若兼气血不足，而风寒在肺作喘者，惟金水六君煎为最。

痰因火动而为喘急者，当以清痰降火为主。若痰涎上壅者，先治其痰，宜抱龙丸、清膈煎之类主之。若火上刑肺，肺热叶举，大热大喘者，宜人参石膏汤。若微热作渴，肺燥液衰而喘者，宜人参麦门冬散。若夏月热甚，火犯肺金而喘者，仲景竹叶石膏汤或六味竹叶石膏汤。若火伏三焦，肺胃大肠俱热，胸腹胀，大便秘结而喘者，前胡枳壳汤。

喘以气虚者，人多不能知之。凡下泻而上喘者，必虚喘也。凡小儿喘息，觉在鼻尖而气不长者，必虚喘也，此实气促，原非气喘。若见此证，急须速补脾肺，或救肾阴，轻则参姜饮、六气煎，甚则六味回阳饮。若下为泄泻而上为喘促者，急用六味回阳饮或九味异功煎，不可疑也。若大便不泻，而或为多汗，或为腹膨，或见痰饮、狂躁，但以阴虚水亏，气短似喘，而脉气无神者，急宜贞元饮加人参、煨姜之类主之。若治喘促用清痰降火等剂而愈甚者，此必虚证也，速宜改用温补，如前诸法，犹有可救，迟则恐无及矣。

痘疹发喘，乃恶候也。若利止喘定者生，其有泻利不止，或加胀满，或为狂躁，或痘毒入肺，口张息肩，目闭足冷而喘甚者，皆不治之证。

声 音四七

痘疮最要声音清亮，若卒有失音者，凶兆也。先哲云：疮已出而声不变者，形病也，其病轻；疮未出而声先变者，气病也，其病甚。疮出而声不出者，形气俱病也。凡此失音之证，大为痘疮所忌，然亦有吉有凶，须当详辨治之。

风寒外袭皮毛，壅闭肺窍，或致咳嗽而偶为失音者，此惟外感之证，宜解散之，以加减参苏饮或六安煎加薄荷、桔梗主之。或待风寒解散，其声自出，此固无足虑也。

火邪上炎，肺金受制，气道壅闭而声不出者，宜导赤散合甘桔汤加炒牛蒡子主之，或用甘桔清金散。

上焦阳虚而声音低小不出者，此心肺不足之病。盖心主血，肺主气，痘疮稠密则血气俱损，故声不能出，宜六物煎加麦门冬，或导赤通气散主之。

下焦阴虚而声不出者，其病在肝肾。盖肾为声音之根，若证由肝肾而痘疮稠密，则精血俱为耗竭，水亏则肺涸，故声不能出，速当滋阴益水以救其本，宜大补元煎、五福饮，或十全大补汤之类，酌宜用之。

凡啼哭无声而但见泪出，语言无声而但见口动者，此皆毒气归肾而内败也，或声哑如破如梗者，此咽喉溃烂也，皆难治之证。

痘后余毒失音，其证有二：一以咽痛不能言者，此毒气不净也，宜甘桔清金散加天花粉；一以肾气虚不能上达而声不出者，宜治如前，或用四物汤加麦门冬、白茯苓。

惊 搐四八

惊者，忽然惊惕而手足搐搦，口眼㖞斜，每多忽作忽止，其证多由风热。盖心主火而恶热，肝主风而善动，惊痘之火，内生于心，心移热于肝，风火相搏，故发惊搐。然未出之先发惊搐者多吉，既出之后发惊搐者多凶。何也？盖痘毒将散而豁谷开张，窍理疏解，因致牵引伸缩，得疏散达之气，痘出而惊自止，则其内毒无留于此可见，故俗名惊痘，最为吉也。若既出之后，则中之伏火亦宜散矣，倘仍见惊搐，则是外毒已出，内毒犹然未尽，此其毒盛莫测，乃可畏也。故凡发惊搐者，必随发随止者为吉，不必治也；若连发不已，此毒伏于心肝二脏，速宜随证治之，不得误以为吉证。

治惊搐之法，最当察其虚实，酌其微甚。如果有风热实邪，庶可解毒清火，但得稍见清楚，便当培养心脾，以防虚败之患。若只见微邪，则但当以调和气血为主。

惊搐证多由风热相搏，故治宜平肝利小便。盖平肝则风去，利小便则热除，风热既平，惊自愈矣。若过用寒凉，则气敛而毒反陷伏，痘出不透，多致不救。

心脾阳气虚寒则神怯而易为惊搐，六气煎加枣仁、朱砂。

心脾血虚而惊搐者，七福饮、养心汤。

肝胆气虚，多恐畏而惊搐者，茯神汤。

心血虚，睡中惊搐，或兼微痰者，《秘旨》安神丸。

心虚火盛，多热躁而惊搐者，宁神汤、酸枣仁汤。

痘既出，其色红紫而烦渴惊搐者，《良方》犀角地黄汤。

若烦热之甚而大便干涩者，多由阳明之火，人参石膏汤加朱砂。

心火独盛而烦热惊搐者，朱砂安神丸或七味安神丸。

心火盛，小水不利而惊搐者，导赤散加黄连、朱砂，或合朱砂益元散。

痰涎壅盛，气急胸满而惊搐者，抱龙丸、清膈煎，或梅花饮、琥珀散，此宜暂用以开痰涎，但得痰气稍清，即当酌虚实以调理血气。

肝胆实热，大便秘结而烦躁惊搐者，泻青丸或七味龙胆泻肝汤。

血热见血则惊搐者，《局方》犀角地黄汤；热甚者，《良方》犀角地黄汤；若热甚而大便秘结者，《拔萃》犀角地黄汤。

风寒外感，心脾阳虚而微热不退，或咳嗽恶寒而惊搐者，惺惺散。若虚在阴分，汗不能出，身热不退而惊搐者，柴归饮。若外有风邪，内有热邪，表里俱热而惊搐者，生犀散。

风寒外感，身热无汗，但有表邪，别无虚证而惊搐者，败毒散或苏葛汤。寒邪闭甚者，红绵散。然此皆表散之剂，若兼虚邪，不得单用此类。

昏　睡四九

凡痘疮将出未出而猝然昏睡者，其痘必重，当察其脉证虚实，预为治之。若痘后喜睡，此毒气已解，元气将复，故邪退而神安，乃否极泰来之象，不须服药妄治。如见寂然气虚，但以调元汤、保元汤、六物煎之类，察其寒热，渐以调之，自然平复，不可妄行消耗，致伤其神，反必害矣。

腰　痛五十

经曰：腰者肾之府。又曰：太阳所至为腰痛。盖足太阳之脉，夹脊络肾，而痘疮之毒，多出于肾，循足太阳膀胱散行诸经，乃邪之由里传表也。如初见热而腰即痛，或日以渐甚者，此邪由膀胱直入于肾，而毒有不能达也，急宜解毒，以泄少阴之邪，以通太阳之经，务令邪气不得深入，则痘虽稠密，亦可愈也。若不速治，则邪必日陷而表里俱甚，营卫之脉不行，脏腑之气皆绝，或为痒瘍，或为黑陷，终莫能救矣。

凡痘毒自阴传阳，自里传外者为顺；自上传下，自外传里为逆。若毒由太阳传入少阴，则毒陷而不升，伏于骨髓之中，不能外达，所以腰痛。大凡疮疹之毒，归肾则死。故但见腰痛，急宜治疗，若毒陷不起，即宜发散解毒，令其复出太阳而达乎阳道，斯无害也，宜人参败毒散或五积散主之。若肾气虚陷，不能传送外达者，必用理阴煎加细辛、官桂、杜仲、独活之类主之。

治发热便见腰痛者，以热麻油按痛处揉之可止，仍急服前药之类。如小水不利者，宜五苓散；如火毒内盛而小水不利者，宜四苓散加栀子、木通。

腹　痛五一

治腹痛证，当以可按、拒按及宜饱、宜饥辨其虚实，不得谓痛无补法而悉行消伐也。又当因脉因证，辨其寒热，不得妄用寒凉也。大都寒滞者十居八九，热郁者间或有之。若虚不知补而寒因寒用，则害莫甚矣。

初见发热，痘疮未出，别无寒滞食滞而腹满腹痛者，此必起发不透，痘毒内攻而然，宜解表疏里，以化毒汤加紫苏、厚朴之类主之，或五积散加木香亦可。若大便不通，腹胀而作痛者，桂枝大黄汤酌宜用之。

寒气犯胃，或食生冷而呕恶吐泻，腹无胀满而但有疼痛者，温胃饮、理中汤加肉桂、木香，或小建中汤，随宜用之。若胃气虚寒作痛而喜按者，黄芪建中汤。

寒犯中焦，气滞作胀而腹痛或泄泻者，和胃饮或抑扶煎加丁香、木香，或陈氏十一味木香散。

脾肾虚寒，下腹作痛，泻利不止者，胃关煎。

误饮冷水凉茶，寒湿留中，小水不利而腹痛者，五苓散，或加木香，或用小建中汤。

饮食停滞，中满作痛者，大、小和中饮或保和丸加木香、砂仁。若大便不通而痛甚者，赤金豆或承气汤利之。

发热二三日后，大便不通，燥粪留滞而腹痛者，当归丸，或用猪胆导法。

湿热下利，烦热大渴，小水热涩而腹痛者，大、小分清饮或黄芩汤加木香、青皮、砂仁。

火毒内攻，谵妄狂乱而烦热腹痛者，退火丹或朱砂元元散。

腹　胀五二

痘疮腹胀之证，其要有二：一以脾胃受伤，一以邪气陷伏。盖痘疮将发，毒由内生，其证无不发热，或见微渴，此其常也。当此之时，只宜温平和解，或兼托散，无抑遏，无穷追，无残及元气，惟贵轻扬善导，但令毒透肌表，则苗秀而实，无不善矣。设不知此，而见热即退热，见毒即攻毒，则未有妄用寒凉而不伤胃气者，未有但知攻毒而不伤元气者。胃气伤则运行无力而脾寒，所以作胀，元气伤则托送无力而毒陷，所以作胀。虽作胀之由，犹不止此，然惟此最多，而人多不能察也。诸未尽者，俱详如下：

误服凉药或过食生冷而作胀者，其人必不能食，或大小便利，或腹中雷鸣，此皆脾胃中寒之证，速宜温中以疏逐冷气，冷气散则胀自消矣，宜益黄散加姜制厚朴，或人参羡散加干姜。若胃寒兼虚，疮白神倦，或气促发厥者，惟温胃饮及陈氏十一味木香散俱为要药。若寒在脾肾，下焦不化而作胀者，非理阴煎不可。

中气本虚，或过用消伐，以致元气无力，不能托送痘毒而陷伏作胀者，宜十宣散，或合二妙散，或神香散。

痘毒陷伏于里者，必有热证相杂。如烦躁干渴，大小便秘而作胀者，此只宜温平快气兼托之剂，当用紫草饮子。

寒邪外闭肌腠，身热无汗，或气喘鼻塞，则痘毒不能外达而陷伏腹胀者，宜五积散或加减参苏饮。

饮食过伤，偶为停滞而腹胀者，此不过一时之滞，食去则胀消，宜大和中饮，或合二妙散、神香散。

腹胀而目闭，口中如烂肉臭，或大便泄泻，或利脓血者，皆不治。

厥 逆 五三

厥逆者，四肢不温，或甚至于冷也。四肢为诸阳之本，故常宜和暖，若至厥逆，则其阳虚可知。如指尖微寒者，亦阳气衰也。足心冷者，乃阴邪胜也。其有疮头焦黑，烦渴闷顿，大便热结而厥逆者，此阳毒内陷，火极似水，所谓热深厥亦深也。又有疮本灰白，大便不结而厥逆者，此元气虚惫，阳衰而寒也。凡痘疹之候，头常欲凉，足常欲温，若头温足冷者多不治，故厥逆为疮家恶候。

痘疹十指微寒者，即宜五君子煎、六气煎，或六物煎加姜桂温之，以防虚寒之变。

痘疹泻利，气虚而逆者，胃关煎或陈氏十二味异功散。

痘疮始出，手足便冷，或其人先有吐利，致伤脾胃，脾胃气虚则为厥逆，宜六气煎、六物煎加姜桂主之，甚者人参附子理阴煎。

痘疮起胀之时，手足厥逆，此阳气欲绝之候，必其自利，或呕吐，脉见沉细微弱，或浮大而虚，速宜温补元阳，轻则六气煎加肉桂，甚则六味回阳饮或九味异功煎，服药后手足和暖者生，厥不止者死。

热毒内甚而厥者，必有烦热便秘、胀满脉滑等证，宜四顺清凉饮或承气汤。

痘后厥逆者，此其气血已虚，脾胃已困，无怪其有厥也，宜保元汤，或六气煎、六物煎加附桂之类主之。

发 渴 五四

痘疹发渴者，里热也。以火起于内，销烁真阴，所以发渴。又其津液外泄，化为脓浆，则营气虚耗，亦以致渴。此痘疮之常候也。若微渴不甚，不必治之。惟大渴者，乃由火盛，然亦须察其虚实以为调理，切不可因其作渴，即以西瓜、梨、柿之类，轻以与之，恐脾肺受寒，致生他患也。外有干渴，论在泄泻条中，所当参阅。

痘疮气血内耗，微热微渴而喜汤者，宜七味白术散，或五福饮加麦门冬、五味子。

脾肺多热，渴而喜冷者，宜人参麦门冬散或生脉散。

痘疮多热多躁，口燥咽干，大渴引饮，喜冷能食，或大便干结者，此热在肺胃二经，宜人参白虎汤，甚者再加黄连。若痘后热渴者，此余火未清也，其治亦然。

痘疮自利不止，肾阴亏损而作渴者，病作少阴，速宜陈氏十二味异功散或九味异功煎。

大便秘结，腹满烦热，内火不清而作渴者，四顺清凉饮。

痘疮发热时便见大渴，唇焦舌燥，此心火太炎，肾水不升，故血液枯耗也，急宜解之，以葛根解毒汤。

程氏曰：痘疮初发之源，乃壬癸水也。水既流出，其源必竭，奚不作渴？由此观之，可见治渴者，必不可不滋肾水。

薛氏曰：凡渴欲饮水者，当审其热之虚实，若属虚热，虽欲水而不多饮，当用七味白术散；若系实热，索水喜饮者，当以犀角磨水服，其后亦无余毒之患。

失　血 五五

经曰：阳络伤则血外溢，阴络伤则血内溢。血外溢则衄血，血内溢则便血。疮疹之火由内而发，毒不能达，则燔灼经络而迫血妄行。血随火动。从上而出，则为衄为吐；从下而出，则为便为溺；阴阳俱伤，则上下俱出。凡痘疹失血，若从鼻者，则有阳明外达之意，尚可望生，若从他处，则总属阴分而火毒内陷，乃悉为危证。

痘疹发热见血者，多属火证。若衄血者，宜玄参地黄汤，或加茅根汁，或加京墨汁同饮之。衄止者生，不止者不治。溺血者，大分清饮或八正散；大便秘而见血者，并宜四顺清凉饮。

痘疮已出未出之间，凡诸血证，俱宜用犀角地黄汤三方酌宜治之最佳，血止后，可进调元汤加木通。

痘疮十日之后，忽脓血大作，大便陡出者，此为胃烂，不治。

发　疱 五六

痘疮发疱亦与黑陷相类，虽一以外出，一以外入，形有不同，而邪气留结，毒则一也。或发水疱，或发血疱，或赤或紫或黑，但见此证，十无一生。然亦有似疱而实非者，不可不辨。或其人身上原有破伤，或疮疖未痊，或虽痊而瘢痕尚嫩，一旦痘出，则疮瘢四围痘必丛集，此物从其类之理也。因疮作疱，则其腐败皮肉，气色本异，宜与完肤有别，不得即认为紫黑疱也。至若治疱之法，先以针刺破，吮去恶血，后用胭脂汁涂法，又用百花膏敷之。此疮极易作痒，起发之后，宜常用茵陈熏法熏之，勿令抓伤。若不慎之，则反覆灌烂，淹延不愈，变为疳蚀坏疮，以致不治者多矣。

溃 烂五七

痘疮脓熟或微有溃烂者，亦常候也。惟于未成脓之先即有溃者，此名斑烂。有当靥不靥而身多破烂不收者，此名溃烂。良由未出之先，当发散而不发散，则热毒内藏，必溃烂而兼喘促闷乱，或不当发散而误发散，则表虚毒滥亦致遍身溃烂，此皆不善表之故也。又有阳毒内炽，火盛脉实，便结喜冷而失于清利，以致阳明蓄热，肌肉溃烂者，此不善解毒之故也。故治此之法，表热者仍宜清理火邪，表虚者即宜补养营卫。且脾主肌肉，尤宜调脾进食，务令大便得所，以生肌解毒。但解毒不至于过冷，调养不至于太热，必得中和，方为良法。

表虚不收者，必其卫气不足，别无热证，宜十全大补汤之类，或去肉桂，加防风、荆芥穗，多服自愈。

火盛胃热溃烂者，宜大连翘饮之类。若大便秘者，以猪胆导之。

痘疮或发表太过，或清解过当，以致表里俱虚，阳气不守，则内为泄泻，外为溃烂，急当救里，宜陈氏十二味异味功散或九味异功煎。

溃烂脓水淋漓者，以败草散或荞麦散衬之。若斑烂作脓痛甚者，以天水散和百花膏敷之。

痘疮衣以厚绵，围以厚被，或向火偎抱，或任其饮酒，未七日而靥，日期未足，其收太急，以致自面至腰溃烂平塌不作痂者，盖此非正靥，乃倒靥也，急宜解去衣被，勿近火，勿饮酒。因立一方，用黄芪、白芷以排脓，防风、蝉蜕以疏表，青皮、桔梗以和中，牛蒡子、甘草以解毒。服后溃疮复胀，则中外毒气俱得无留而渐可收矣。

多 汗五八

痘疹自汗者，以阴中之火自里及表，达于卫气，故皮肤为之缓，腠理为之疏，津液流行，故多自汗，但得痘疹身常潮润，实为美证。此乃阴阳气和，血脉通畅，盖热随汗减，毒随汗散，邪不能留，则易出易解，虽见热甚，而汗出之后身必清凉，此即毒之消散也，不必治之。然只宜微汗不宜大汗，若汗出过多，则阳气泄而卫气弱，恐致难救难靥，或为痒瘍寒战之患，此则速宜固表以敛其汗也。又有汗出不止，其热反甚者，此邪热在表，阴为阳扰之患，速宜清火解毒，阳邪退而汗自敛也。若汗出如油，或发润如洗而喘不休者，此肺脱之证，不可治。

别无邪热，但以卫气虚，肌表不固而多汗者，调元汤倍加黄芪，或白术散。

脾虚于中，卫虚于外，肌肉无主，别无他证而汗不敛者，人参建中汤。

心气虚，神怯多惊而汗不固者，团参散。

或吐或泻，气脱于中，阳脱于外，而汗出不收，微者五福饮加炮姜、枣仁。甚至手足厥冷，或呕恶不止而汗不收者，速宜人参理阴煎或六味回阳饮，迟则恐致不救。

阴中火盛，或身有大热而汗多不收者，当归六黄汤。

睡中汗出不收者，以阳入阴中，而阴不能静也，当归六黄汤。

阳明热盛，火邪燔灼肌肉，或身热烦渴，或二便热涩而汗不收者，人参白虎汤，或加黄连。

收靥痂脱之后，自汗不止者，此邪去而气虚也，宜十全大补汤，或调止汗散，或外以滑石粉扑之。

夹　疹五九

痘疮只宜单出，若与疹并出者，谓之夹疹。盖痘疹之发，皆有时气，而二者并见，其毒必甚。《心鉴》曰：夹疹者，即痘之两感证也，大为不顺之候。若痘本稀少而夹疹者，名为麻夹痘，其证则轻；若痘本稠密而更加以疹，彼此相混，些碎莫辨，其证则凶。急宜以辛凉之剂解散为先，而托里次之。但得疹毒渐消，痘见磊落者，乃为可治；若痘疹相杂，毒不少减者，必危无疑。

治夹疹之法，先当察痘之稀密，疹之微甚。若疹轻热微者，但当以痘为主，痘获吉而疹无虑也。若疹多热甚者，即当急解疹毒，务令疹散而后痘可保也。

痘疮初出，内有细密如蚕子者，即夹疹证也。若痘稀疹多者，宜但解疹毒为主。如表邪不解，外热甚，内火不甚而夹疹者，宜疏邪饮、升麻葛根汤、荆防败毒散，或十味羌活散。如表里俱热，毒盛而夹疹者，柴葛煎、解毒防风汤，或十三味羌活散。如内热毒盛而夹疹者，六味消毒饮，或合黄连解毒汤。如阳明火盛，多热多渴，或烦躁而夹疹者，白虎汤、化斑汤，或葛根麦门冬散。以上诸治如法而疹散痘出者可治，然后随证调理之。若疹不散、毒不解者难治。

痘疹俱多者，毒必大盛，虽治得其法，疹毒已解，亦必气血重伤，终难为力。凡遇此者，惟当以保养脾胃、调和气血为主，庶克有济。

收靥后复出疹者，此余毒解散之兆，不必治之。

夹　斑六十

痘疹夹斑与夹疹不同，盖疹则细碎有形，斑则成片无形也。凡痘疮初出，有片片红肿如锦纹者，有红晕与地皮相平而全无兴起之意者，是皆夹斑证也。斑以热毒郁于血分，而浮于肌肉之间，乃足阳明胃经所主，或以寒邪陷入阳明，郁而成热者，亦致发斑，俱宜凉血解毒，但使斑退而痘见者吉，否则皮肤斑烂，疮易瘙痒，而皮嫩易破也。又有赤斑成块，其肉浮肿结硬者，乃名丹瘤，其毒尤甚，疮未成就，此必先溃，不可治也。

治斑之法，大抵斑在起发之前者多用表散，在灌脓之后者多用解利。如遍身通红者，其治亦同。

痘出夹斑轻者，只以升麻葛根汤加石膏、玄参，甚者宜人参白虎汤合六味消毒饮。

风寒外感，表邪不解而夹斑者，宜荆防败毒散，或加石膏、玄参。

斑色紫赤而大便秘结者，宜四顺清凉饮利之。斑既已退，即宜用四君子之类以固其脾，庶可免其内陷。

程氏曰：凡治夹斑，急宜凉血解毒，以羌活散加酒炒芍药、紫草、红花、蝉蜕、木通、官桂、糯米，连进数服。斑退后，以保元汤加木香、豆蔻煎服，以解紫草之寒，防其泄泻。如痘中夹疹，治亦同此，如稍迟则恐变成黑斑，为难治矣。

痘疮结痂之后而见斑者，此余毒煎熬血分，必致溃烂，宜黄连解毒汤加当归、芍药、黄芩、石膏，甚则大连翘饮。若热毒熏蒸于内，大便脓血臭秽而见斑者，此胃烂之证，不可治。

发斑溃烂者，以救苦灭瘢散敷之。

昼夜啼哭 六一

凡小儿出痘而昼夜啼哭者，当辨其虚实表里而治之。其有内未得出或外未得散而啼哭者，此毒气不解之使然也。有阳邪火盛，红赤焮突而啼哭者，此痘盘疼痛之使然也；有心肾本虚，邪热乘阴而啼哭者，此或以神志不摄，或以烦热不宁之使然也；有饮食不节，或偶停滞而啼哭者，此胃气不和，腹痛腹胀之使然也。知此之由，而辨得其真，则内未出者表之托之，外未散者解之化之；火之盛者清其热，神之虚者养其阴。若痘毒本微而无故啼哭者，多由饮食内伤，或二便秘结，此或去其停滞，或通其壅闭，务令表里和畅，营卫通行，则神魂安泰，而痘无不善矣。或谓啼哭非痰即热，而不究其本，则失之远矣。

大小便闭 六二

凡痘疹，小便欲其清而长，大便欲其润而实，则邪气不伏，正气不病。若小便利者，大便必实，虽二三日不更衣者无碍也。若小便少则病必进，小便秘则病必甚，以火盛故也。但初热时，大便不宜太实，若二三日不行，宜微润之，不然恐肠胃不通，则营卫不行而疮出转密。惟起发之后，大便却宜坚实，若太实而四五日不行，恐热甚难靥，亦宜微利之。

痘疹小水不利而热微者，宜导赤散；热甚而小水不利者，宜八正散。

痘疹发热时，大便秘结不行而内外俱热，有不得不通以疏其毒者，轻则柴胡饮子，甚则三黄丸，再甚则承气汤。

自起发后以至收靥，凡大便不行而火不盛，或虚弱不可通利者，只宜用猪胆导法，或以酱瓜一条如指许，导之即出，切不可轻用利药。

大小便俱不通而内热甚者，八正散或通关散，酌宜用之。

热毒内盛而痘疮干黑倒陷，烦躁便结者，百祥丸或承气汤。然宜慎用，毋轻易也。

痘后余热不尽，内陷膀胱而小水不利者，导赤散或五苓散。大便不通者，四顺清凉饮。陈氏曰：凡痘疮四五日不大便，用嫩猪脂一块，以白水煮熟，切如豆粒与食之，令脏腑滋润，亦使疮痂易落。切不可妄投宣泄之药，以致元气内虚，多伤儿也。

谭氏曰：前证若因热毒内蕴，宜用射干鼠黏子汤解之。或发热作渴，或口舌生疮，咽喉作痛，并宜用之。

目 证 六三

目虽肝之窍，而实五脏六腑之精气皆上注于目，故其赤脉属心，瞳子属肾，白珠属肺，黑珠属肝，裹约属脾。又太阳为上纲，阳明为下纲，少阳循外眦，太阳出内眦，此其部分各有所主，故可因证以察其本也。然痘疮之病目而为障为翳者，多由火炎于内而热以生风，风热散于诸经，因多红赤肿痛之患。故治此者，亦当察其所属而因证以调之也。

戴眼证：凡痘疮灌脓之后，或大汗大泻之后，多有目睛上吊，或露白者，谓之戴眼。此精气为脓血汗液所耗，乃太阳少阴真阴亏竭大虚之证。盖太阳为上网，血枯则筋急，所以上吊也，速宜大补气血，以六物煎、六气煎，或十全大补汤之类主之。其有以此为风热而散之解之者，是皆速其死也。若七日以前见此者多不治；或无魂失志、不省人事者亦不治。

痘疮目赤肿痛翳障等证，无不谓之风热，故古方亦多用清火散风等剂。夫痘疮之火由中生，目为肝窍，肝主风木而病在目，故云风热，实以风生于火由内热也。所以凡治目赤目痛者，不必治风，但治其火，火去则风自息矣。何也？盖内生之风与外感之风不同，外感之风，升之散之则解散而去，内生之风而再加升散，则火愈炽而热愈高矣。常见治目多难救而寒凉反以伤脾者，正以升降相杂，而用药有不精耳。经云：高者抑之，果何谓乎？今如古方之治火眼，凡用洗肝散及洗肝明目散、芍药清肝散之类，总不如《良方》龙胆泻肝汤，而《良方》泻肝汤又不如加味龙胆泻肝汤之为得宜也。

痘疮眼中流泪赤痛，或多眼眵，此肝火之盛也，宜清解之，以加味龙胆泻肝汤或抽薪饮加木贼、蝉蜕之类主之。若大便结闭不通者，亦可少加大黄。

痘疮入眼肿痛，或痘后生翳膜者，宜蒺藜散、蝉菊散，或通神散，外以秦皮散洗之。

痘疮目病，热少风多而昏暗涩痛，眵泪羞明翳障者，宜密蒙花散，亦以秦皮散洗之。

痘后眼闭泪出不敢见明者，此内火不清而阳光烁之，故畏明也，宜洗肝明目散。

痘后眼皮风毒赤烂，或痛或痒，燥涩羞明多眵泪者，秦皮散洗之。

痘疮靥后，精血俱耗，而眼涩羞明，光短倦开，或生翳障者，宜四物汤，甚者六物煎加木贼、蝉蜕、白蒺藜。

痘斑入眼，在白珠上者不必治，久当自去，惟在黑珠上宜治之，当清肝火。

凡病目热者，最宜忌酒及椒、姜、牛、羊、鸡、鹅、鸭一应热物，并鸡、鹅、鸭蛋皆不可用，以防连绵不愈之患。

痘疮热毒伤目，凡必用之药，如生地、芍药、麦门冬、山栀、玄参、草决明、连翘、黄芩、黄连，肝热者龙胆草，阳明实热者石膏、石斛，肾火盛者黄柏、知母，三阴俱热者地骨皮，火浮不降者木通、泽泻，翳障不去者木贼草、蝉蜕、白蒺藜，气虚者人参、黄芪，血虚者当归、熟地。但火炎于上者不宜升，阴虚于下者不宜泄，是皆治眼之大法。

痘疮护眼法，宜钱氏黄柏膏为佳，从耳前眼皮上下颧面间，日涂三四次，可以护眼稀痘。

用点药者，凡目中生痘，或食发物，或热毒太盛，上蒸目窍，以致热痛，或生翳障，切不可妄用一切点药。盖其非毒即冷，必致寒热相激，反以为害。惟余之金露散乃为相宜，可间用之，以解热痛之急。

徐氏曰：痘之毒气自里达表，故有目病，治宜活血解毒而已。活血不至热，解毒不至寒，但得血活毒散，则目疾自愈。

痘痈痘毒 六四

又痘母，见前《怪痘形证》。

痘发痈毒者，亦名痘母。经曰：痘前发母者凶，痘后发母者半吉半凶。大都毒发不透，必发痈疽，故蕴结于经络之间。然其壅结也犹无足虑，而惟其不能消散，及治之不得其法，则乃为可虑，然散之之法，当知要领，其在虚实之辨而已。如痘痈之有大毒者，不得不为解毒，有大热者，不得不为清火，俟火毒略清，便当调理脾气。其有外虽见热而内本不足者，则当专用托法，务令元气完固，饮食不减，则毒无不化，何害之有？若不察根本强弱，而但知攻毒清火，则无不伤脾，多致饮食日减，营气日削，脓血不化，毒日以陷，而痘变百出矣。所以痘疮始末，皆当以脾气为主，苟不知此，则未有中气虚败而痘能保全者。

痘痈初起，壅盛疼痛，元气无损，饮食如常者，宜先用连翘归尾煎或仙方活命饮以解其毒，俟毒气稍平，即当用四君、归芪之类，以补托元气。

凡用托里之剂，如痈毒内无大热，亦无便闭烦渴等证，或素非强盛之质，或以阴毒深陷，形不焮突，不红肿，不化脓，痛有不甚者，此其毒皆在内，俱速宜用托里之药，以六气煎加金银花、甘草节、防风、荆芥、白芷、穿山甲、牛蒡子之类，如阳气不足者，仍可加肉桂、附子，用酒水各半煎服，或全用酒煎亦可，或托里消毒散，俱可酌用。

凡内热晡热而饮食少思者，多属脾胃不足，血气虚弱，宜六气煎或温胃饮加金银花、白芷。若痈毒色白而作痒者，气虚也，治同上；若根赤而作痒者，血虚血热也，宜四物汤加丹皮、白芷；若肿而不溃者，血气虚也，托里消毒散，或加肉桂；若溃而不收者，脾气虚也，宜六气煎或六物煎加肉桂。

凡饮食如常而内外俱热，痈毒肿痛，或烦渴，或大小便俱热涩者，宜大连翘饮或仙方活命饮，可间用之。若饮食如常，内热作痛，或兼口舌生疮者，宜间用射干鼠黏子汤。

痘毒发痈，有结硬实热难解者，宜排毒散。

痘后发痈疖者，乃痘中未尽之毒留于经络肢节而为痈肿也，或解毒，或清火，各有所宜。凡欲表里兼解者，宜柴胡麦门冬散；欲润肠解毒者，宜消毒散及四顺清凉饮；欲凉血解毒者，宜犀角地黄汤；欲清火利便解毒者，宜大连翘饮。

疳蚀疮六五

陈氏曰：凡痘疮已靥未愈之间，五脏未实，肌肉尚虚，血气未复，被风邪所搏，则津液涩滞，遂成疳蚀，宜用雄黄散、绵茧散等药治之。久而不愈，则多致不起。

薛氏曰：前方乃解毒杀虫之剂，若毒发于外，元气未伤者，用之多效；若元气伤损，邪火上炎者，用大芜荑汤、六味丸；若赤痛者，用小柴胡汤加生地黄；若肝脾疳证，必用四味肥儿丸及人参白术散，更佐以九味芦荟丸。

万氏曰：凡痘后疳蚀疮，至毒壅肌肉，内透筋骨，外连皮肤，时痛出血，日久不痊者，此毒在脾经，甚为恶候，乃不足之证也，内服十全大补汤，外用绵茧散贴之。疳蚀出血者难治。

痘药正品六六

人参 益元气，生精血，复元神，补五脏。凡痘疮表散、起胀、灌浆、收靥，始终皆赖之。

黄芪 固腠理，补元气，内托陷下皆用之。

当归 生血、养血、活血、止血，痘疮赖以调血。凡虚者能补，滞者能行。欲其升散，当佐以川芎；欲其敛附，当佐以芍药。

熟地黄 痘疹之病，形质之病也，形质之本在精血。熟地以至静之性，以至甘至厚之味，实精血形质中第一品纯厚之药。凡痘疮起发、灌浆、收敛之用，以参芪配之，其功乃倍。且其得升、柴则能发散，得桂、附则能回阳，得参、芪则入气分，得归、芍则入血分。今见痘家、伤寒家多不用此，岂亦古人之未之及耶？抑不知四物汤为何物耶？

生地黄 凉血、行血、养血，治痘疮血热血燥。凡吐血衄血，痘疮红紫，及解毒药中皆宜用之。

芍药 可升可降，能清能敛。治痘疮血散不归，赖以收之使附气分。能泻肝脾之火，故止腹之热痛，亦能止汗。

川芎 能升能散，能引清气上行头角，以起头面之痘；能佐参芪以行阳分而解肌表之邪，此可为引导通行之使。但性多辛散，凡火在上而气虚者当避之。

白术 健脾利水，燥湿温中。能补气，故能发痘；能固脾，故能止泻。

甘草 味甘平，得土气之正，故能补中和中而兼达四脏，佐理阴阳。惟其甘和而润，故能解刚暴之毒，泻枯涸之火。

麦门冬 生津止渴，清肺滋阴，除烦热，解燥毒。痘疹阴虚而多火者宜之。

糯米 善滋脾胃，益中气，助血生浆，能制痘毒，不能内攻。

扁豆 健脾和中，养胃止呕。

柴胡 发散热邪，泻肝胆之火，解肌开表，退往来寒热。

升麻 升阳气，达肌表，散风寒，善走阳明。

防风 散风热，解表邪，举陷气，佐黄芪能托里祛毒。

干葛 解肌清热，凉散表邪，故能止渴。

荆芥穗 解风热，消疮毒，利肌表，退肿清咽，亦散头目之风邪。

白芷 散风邪，逐寒湿，止头疼，除瘙痒，化痈毒。善走阳明，故能起头面之痘，亦托肌肉之脓。

麻黄 阴寒沉滞之邪非此不能散，亦痘家之要药，而人多畏之，由不能察也。

薄荷 散风热，清头目，能利咽喉，亦解热毒。

羌活 散肌表之毒风，利筋骨，走经络，故能止周身之痛。

官桂 味甘辛，能养营解表；性温热，能暖血行经。凡痘疮营卫不充而见寒滞者，必用此以导达血气，且善行参、芪、熟地之功。

附子 脾肾虚寒，元阳大亏，凡泄泻呕吐不能止，寒战厥逆不能除者，非此不可以益火之源。

生姜 辟恶气、散寒气、温中气、开脾胃、止呕吐之要药。若欲理中寒，止腹痛，则炮干姜尤胜。

陈皮 和脾胃，达阴阳，开痰行气，和胃消胀，可降可升。

山楂 消食快胃，解利宿滞，开导六腑，无辛香之耗，故可为参术之导引。

木香 调诸气，和胃行滞止泻，除胸腹痛，亦能温中。若气虚烦热者不宜轻用。

丁香 暖胃逐寒，顺气止呕，且除腹痛，寒滞者不可少也。

肉豆蔻 固肠温中，行滞止泻，中寒滑泄者最宜之。

茯苓 利水益脾，去湿热，故能止泻除烦以通津液。

泽泻 利水下行，能去湿热以消肿，亦导诸药以降火。

木通 大利小水，善泄心与小肠之火，能使痘疮湿热之毒从小便而出。凡内热毒盛者宜之，若热退中虚者不可概用。

桔梗 性味轻浮，能载药上升，清火解毒，故治喉痹。

鼠黏子 性味清凉，能润肺散气，利咽退肿，欲解痘疹热毒，此不可缺。

紫草 味苦性寒，能凉血活血，制热邪，解痘毒，滑利大便。程氏曰：大抵凡下紫草，必下糯米五十粒以制其冷性，庶不损胃气而致泄泻，惟大热便秘者不必糯米也。

蝉蜕 散风清热，疏邪气，故能解痘疮之毒风。

僵蚕 散风消痰解毒，尤利咽喉。

穿山甲 性窜而利，善通经脉，直达病所。凡痘有毒盛而郁遏不能出者，宜此达之，然必藉血气诸药为之主，而以此为佐引则可。

犀角　解心火及肝脾之火。凡痘中血热吐衄及焦黑惊搐、烦躁不宁等证，皆可用之以解热毒。

蜂蜜　益脾、生津、润燥，可结痂，亦可落痂。

朱砂　镇心气，除热毒，坠痰涎，安惊悸，定神魂。凡心经痘毒及痰火上壅有余之证，皆宜用之。

琥珀　安神定志，利水镇惊。

玄参　能解血中之热，清游火，滋肝肺，除痘疹之热毒。

黄连　解诸热毒，泻心肝大肠之火。

滑石　甘凉下降，利水道，清解六阳之烦热。

石膏　清肃大寒，善降阳明之火。凡属阳明实热而为头痛目肿，口疮咽痛，身热烦渴，狂躁便结者，非此不能解。

连翘　清三焦浮游之火，解痘疹痈疡之毒。

栀子　利小水，降脾肺膀胱之火，使从小便中出。

龙胆草　性寒而降，大清肝肾之火，上退眼目之赤痛，下清足膝之热肿。

黄芩　性味轻浮，能清肺金大肠之火。

大黄　通壅滞，逐瘀血，退热攻坚，非有大实证则不可轻用。

痘家药忌 六七

人参、黄芪　皆补气助阳之剂，凡痘色白陷者宜用之。若红紫壮实者，用之则血愈热而毒愈炽，红紫者转为枯黑，反甚矣。

白术　能燥湿，专补气分，亦能闭气，多用则润，气不行，痘难成浆，助阳生火，亦难收敛。

茯苓、猪苓、泽泻　渗泄燥湿，能令水气下行，多服则津液耗散。凡阴虚于下而精血不足者当避之。

川芎　性升气散。凡气虚者不宜多用，火浮于上而头痛浮肿者忌之。

生地　性寒，肠胃虚寒者慎之。

升麻　提气上冲，凡下虚上实、气壅烦躁者忌之。

柴胡　清散而润利，汗多者不宜用，脾泄者不宜多用。

紫草　性寒利窍，多服成泄泻，脾气虚者忌之。

鼠黏子　通肌滑窍，多服恐内损中气，外致表虚。

蝉蜕　能开肌窍，多服恐泄元气，以致表虚。

麻黄　开窍，大泄肌表，妄用恐表虚气脱。

干葛　性凉解肌，多用恐致表虚。

枳壳　下气宽肠，多用则损中气。

山楂　散血解结，多则伤血陷气。

砂仁　散气动气，气虚者不宜用。

乌梅　酸敛，宜散宜行者不宜用。

穿山甲　锐性有余，补性不足，若任用攻毒而不以王道为之帅，则无异追穷寇而出孤注，能善其终者鲜矣。

人牙　性烈，发表太过，若妄用之则内动中气，外增溃烂。

诃子、龙骨、枯矾　皆能阻塞肌窍，欲通利者宜避之。

大黄　耗削力雄，血气中虚者不可轻用。

黄连　大苦大寒，原非厚肠之物，泄泻无火者大忌之。

山栀、黄芩、黄柏、石膏、龙胆草、滑石、连翘、前胡、天花粉之类，皆大寒之物，非有实火热毒者，不得妄行滥用。

附子、干姜、肉桂、吴茱萸之类，性皆温热，凡烦热紫黑、便结毒盛者，皆不可轻用。

瓜蒌仁　开结陷气滑肠，凡虚痰虚火及中气不足而为喘促胀满、大便不实者，皆大忌之。

桑虫　亦名桑蚕，不知创自何人。用以发痘，今俗医以为奇品，竞相传用。余尝遍考本草、痘疹诸书，皆所不载。及审其性质，不过为阴寒湿毒之虫耳。惟其有毒，所以亦能发痘；惟其寒湿，所以最能败脾。且发痘者，不从血气而从毒药，痘虽起而中则败矣，此与揠苗者何异？矧以湿毒侵脾，弱稚何堪？故每见多服桑虫者，毒发则唇肤俱裂，脾败则泄泻不止，前之既覆，后可鉴矣。其奈蒙蒙者，率犹长夜之不醒何？盖其但见痘之死，总未知败在虫毒也。余欲呼之，用斯代析，而并咎夫作俑者之可恨。

痘疮下论列方六八

导赤通气散_{痘八八}

二仙散_{痘二十}

神香散_{新和二十}

五苓散_{和一八二}

射干鼠黏子汤_{痘七七}

五德丸_{新热十八}

四苓散_{和一八七}

《御药》大半夏汤_{和十一}

保和丸_{小三五}

八正散_{寒百十五}

九味芦荟丸_{小百十五}

抱龙丸_{小八五}

甘桔汤_{因一七五}

甘桔清金散_{痘八九}

百祥丸_{痘九六}

承气汤_{攻一}

四顺清凉饮_{攻二五}

万氏夺命丹_{痘八二}

赤金豆_{新攻二}

桂枝大黄汤_{痘四三}

琥珀散_{小八一}

三黄丸_{攻六八}

《良方》龙胆泻肝汤_{寒六二}

梅花饮_{小八三}

香连丸_{寒百十三}